北里大学農医連携学術叢書 第4号

農と環境と健康に及ぼすカドミウムとヒ素の影響
－現代社会における食・環境・健康－

陽　捷　行　編著

養賢堂

目　次

『農と環境と健康に及ぼすカドミウムとヒ素の影響』
　　　発刊にあたって ･････････････････････････････････････ iii
第1章　重金属の生物地球化学的循環 −カドミウムとヒ素を中心に− ･･････ 1
第2章　農耕地土壌の重金属汚染リスクとその対策 ･･････････････ 21
第3章　植物によるカドミウムとヒ素の集積と人への摂取 ･････････ 45
第4章　コーデックスの状況とわが国の取り組み ･･･････････････ 79
第5章　カドミウム摂取の生体影響評価 −耐容摂取量推定の試み− ･･･････ 99
第6章　コーデックス基準策定と食の安心・安全にまつわる戦い ･･･ 141
第7章　臨床環境医学から見た重金属問題 ･････････････････････ 157
総合討論とアンケート ･･････････････････････････････････ 167
著者略歴 ･･･ 177

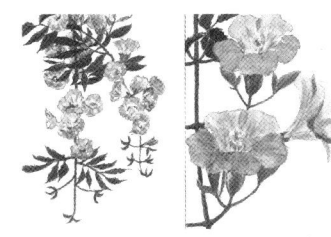

『農と環境と健康に及ぼすカドミウムとヒ素の影響』発刊にあたって

柴　忠義

北里大学学長

　わが国の近代医学と衛生行政の発展に多大な貢献を果たした北里柴三郎博士が，25歳のときに著した「医道論」（明治11年：1878）の最初の部分に，医道についての信念が次のように書かれています．「昔の人は，医は仁の術，また，大医は国を治すとは善いことをいう．医の真のあり方は，大衆に健康を保たせ安心して職に就かせて国を豊に強く発展させる事にある．人が養生法を知らないと身体を健康に保てず，健康でないと生活を満たせる訳がない・・・人民に健康法を説いて身体の大切さを知らせ，病を未然に防ぐのが医道の基本である．」

　また，本学医学部開設当初に講演され，同学部の現在の講義科目「医学原論」においても縁の深い澤瀉久敬（おもだかひさゆき）博士は，彼の著書「医学概論とは」（誠信書房，1987）で概ね次のようなことを語っています．

　医学とは何を研究するのか．生命の哲学ではない．医の倫理でもない（ただし，医学概論の一つではある）．医道論だけでもない．医学は，物理的な生

命現象だけでなく精神現象も考慮する．単に自然科学とだけ考えるのではなく，社会科学でもなければならない．病気を治す学であり術である．病気の治療と予防に関する学問であるだけでなく，健康に関する学問でもある．これは，単に健康維持の学問であるばかりでなく，すすんで健康を増進する学問でもなければならない．

　北里柴三郎博士と澤瀉久敬博士のこれらの著書は，医学は病気の治療・予防，健康の維持・増進，精神の面を含めて解決にあたるべき学問だと指摘しています．これを満足させるためには，人びとの生活の基である食（農）と環境を健全かつ安全に保つことがきわめて重要です．食と環境が健全でなければ，人びとの健康はありえないことが指摘されています．環境を通した農医連携の科学の必要性は，すでに先人によって説かれているのです．

　生命科学のフロンティアをめざす北里大学では，このような観点から農学，環境，医学の分野が密接に連携し，先人が指摘した様々な問題，さらには現代社会が新たに直面している感染症，食の安全性，地球温暖化などの問題に，教育・研究の面から鋭意努力しています．

　北里大学農医連携学術叢書第4号では，食の安全性の視点からカドミウムとヒ素を中心に，それらの挙動を生物地球化学，土壌，植物，臨床環境医学および法律の視点から追い，農医連携の科学を発展させるための一助にしたいと考えています．

　本書により，食と環境を通した健康の問題に対する新たな発想や示唆が生まれれば幸いです．

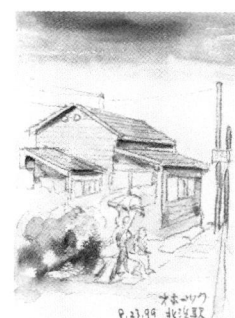

第1章
重金属の生物地球化学的循環
― カドミウムとヒ素を中心に ―

陽　捷行

北里大学教授

All substances are poisons: there is none which is not a poison.
The right dose differenciates a poison and a remedy.
あらゆるものは毒である：毒がないものはない．
あらゆるものを毒でなくするのは，その用量だけである．
Paracelsus (1493-1541)

はじめに

われわれが生活している近代文明は，大量の重金属に依存しなければ成立しない．歴史をふりかえってみても，人類の発展と重金属の使用量との間にはきわめて深いかかわりあいが認められる[1,2]．

銅はすでに紀元6,000年前に，鉛は紀元5,000年前に，亜鉛や水銀は紀元500

年前に人々によって使われていた．ローマ皇帝の時代には，鉛の使用量がきわめて多かったことも確認されている．

19世紀に入って産業革命が始まり，それ以後，重金属は近代社会にとってますます不可欠なものになってきた．その結果，地殻から採掘される重金属の種類と量は増加し，必然的に土壌，植生，海洋，大気への揮散の度合いは指数関数的な増加を示した．このことによって，重金属の生物地球化学的な循環が乱されることになる．

産業革命以後，重金属は近代社会には不可欠なものになった．Tiller[3]が推定した地殻から大気への Cd, Cu, Ni, Pb, Zn の膨大な放出量（表 1.1）は，これまでも，そしてこれからも地球上のあらゆる場所にふりまかれていく．土壌と大気と海洋にふりまかれた金属は，必然的に食物や人間の体に吸収される．

表 1.1 重金属の自然および人為放出量（× 1000 t）[3]

放出源	期間	Cd	Cu	Zn
自然	年	0.83	18	44
人為	年	7.3	56	310
人為	全体	316	2180	14000

重金属の生物地球化学的な循環が乱されるとは，何を意味するのか．これまで順調に循環していた重金属が，大気に土壌に海洋に過剰な負荷を掛けることになる．土壌に入った過剰な重金属は作物に吸収される．海洋に拡散した重金属はそこに生息する魚介類に摂取される．

その結果，それらを食する人間や動物は，通常より過剰な量の重金属を体内に蓄積する．さらに，その重金属は次の世代の人間や動物に引き継がれることにもなる．食物連鎖による蓄積，世代を超えた人間への重金属の集積である．重金属汚染は，時間と空間を越えた問題なのである．

ノーベル生理学・医学賞を受賞（1912年）したアレキシス・カレル（1873-1944）は，すでに100年近くも前に次のような指摘をしている[4]．「地球は病んでいる－それもほとんど回復できないほどに－．土壌が人間生活全般の基礎なのであるから，私たちが近代的農業経済学のやり方によって崩壊させて

きた土壌に再び調和をもたらす以外に，健康な世界がやってくる見込みはない．生き物はすべて土壌の肥沃度（地力）に応じて健康か不健康になる」．

さらにカレルは，「文明が進歩すればするほど，文明は自然食から遠ざかる」とも言っている．今日われわれが毎日飲む水，常時呼吸する大気，種子を植え付ける土壌，毎日食べる食品のいずれにも何らかの合成化学物質が共存している．さらに食品には，着色，漂白，加熱，保存加工のために合成化学物質が添加されている．

農業および農学の目的は，食料や衣類などに利用する生物資源を人々に安全かつ十分に供給することである．そのためには，環境が保全されなければならない．医療および医学の目的は，人々を病気から救い，人々の健康を守ることにある．そのためにも，農業および農学と同じように環境が保全されなければならない．環境を無視した食料生産も健康もありえない．

食料や生物資源の生産を阻害する要因，さらには人々の病気や健康に影響を及ぼす要因には様々なものがある．その中の重要な要因の一つに有害金属による環境汚染があげられる．

有害金属の中には，カドミウムのように植物の生育が阻害されない濃度レベルでも，人を含む動物には有害となる金属もある．したがって，有害金属による環境汚染の問題は農業および農学，さらには医療および医学にとって避けて通ることのできない課題である．

局在的にではあるが，われわれは不幸にもこのことをすでに十分経験している．カドミウムによるイタイイタイ病や，水銀による水俣病，ヒ素による慢性ヒ素中毒がそれである．将来，この現象は潜在的ではあるが地球上のいたるところで起こる恐れがある．

すでに，FAO（国連食糧農業機関）およびWHO（世界保健機関）により設置されたコーデックス委員会は，食品の国際規格を作成し，食品中のカドミウムなどの重金属の規制を法律化している．

この地球にあまねく生存する生命にとって，とくに動物や人間が消費する食物にとって，適切な重金属濃度で生体を維持することは，きわめて重要なのである．地殻から自然界に拡散された重金属は，最終的には土壌・海洋・河

川から植物・魚介類・動物を通して人間の体内に蓄積される．このような重金属の問題を解決するためには，農と環境と医療の研究を連携させることが必要なのである．

この本ではカドミウムとヒ素を中心に，それらの挙動を生物地球化学，土壌，植物，臨床環境医学および法律の視点から追い，農医連携の科学の一助としたい．その中で，この章では生物地球化学の視点からこれらの元素を追う．

文明の進歩にともなう重金属の拡散

地球規模での環境問題が注目され始めて久しい．重金属もその例外ではない．誤解を恐れずに金属の流れを手短に言えば，人類は，文明の進歩とともに地殻から大量の金属を採掘し，地上にそれを拡散させてきた．とりわけ産業革命のため，重金属の必要性は空前の勢いで高まった．それまで，重金属類は太古の昔から地下で静かに眠っていたのである．

歴史をふりかえると，人類の発展は重金属に負うところがきわめて深い．現代文明は，大量の重金属に依存しなければ成立しない．堆積物や北極の氷床のコアや泥炭に含まれる重金属の分析から，重金属の環境へのインパクトが明らかにされている[1,2]．

ローマ帝国の時代，高級な生活をするためには大量の重金属が必要であった．とくに鉛は年間8〜10万トン，銅は1万5千トン，亜鉛は1万トン，水銀は2トン以上が使われた．錫なども同様に必要であった．当時，鉱山の経営は小規模であったが，大量の原鉱を制御せずに開放系で精錬していたので，大気中にかなりの量の微量金属を揮散させていた．産業革命の頃になると，金属の必要性はかつてない勢いで高まった．その結果，先にも述べたように重金属の地殻からの採掘量と種類は増加し，必然的に土壌，植生，海洋，大気への揮散が増大した．

世界人口の増加とそれに伴う重金属の使用量の増大は，必然的に自然界に重金属をふりまく結果となり，様々な生態学上の問題を起こしている．土壌，水，生物などに含まれている重金属は，過剰な濃度になれば生命のシステム

に毒性影響を与えるけれども，多くのものは健全な生命を持続していくためには不可欠なものである．したがって，自然界に生存するそれぞれの生命にとって，また動物や人間が消費する食物にとって，適切な重金属濃度を知ることがきわめて重要なのである．自然界に放出された重金属は，最終的には土壌-植物-動物を通して人間の体内に蓄積されることからも，岩石が風化した土壌中での重金属の挙動についての知見を蓄積することはきわめて重要である．まさに，「農業と環境と医療」の連携研究が必要な課題なのである．

過去と現在の重金属の分布比較

具体的な数字を紹介する[1,2]．Hongら（1994）の研究は，500 BCと300 ADの間に北西グリーンランドで沈積した氷床コアの鉛含量は，バックグランドの約4倍であったことを示している．このことは，ローマの鉱山と精錬から揮散によって鉛による北半球の汚染が広がったことを意味している．

鉛の含量は，ローマ帝国が没落すると，もとのレベル（0.5 pg/g）になって，それからヨーロッパの鉱山ルネッサンスとともに少しずつ上昇しはじめ，1770年代には10 pg/gに，1990年代には50 pg/gに達した．1970年代から，北極の雪の鉛含量が減少するが，これは北アメリカやヨーロッパで無鉛ガソリンを使用するようになったからであろう．

拡散した大気の鉛汚染は北半球に限らない．Woff and Suttie（1994）は，1920年代に北極の雪に堆積した鉛の平均含量（2.5 pg/g）は，バックグランド（0.5 pg/g以下）に比べて5倍高いことを報告している．北極に比べて南極の鉛レベルが低いのは，南半球での鉛の発生が少ないためである．

他のタイプの堆積物の研究から，古代の地球規模での鉛の汚染が明らかになった．スウェーデンの様々な場所の湖の堆積物の分析によれば，紀元前2000年あたりに鉛の堆積のピークがあり，紀元前1000年ころから少しずつ増えはじめ，産業革命の初めにバックグランドの10～30倍に達し，19世紀の間にさらに加速し，1970年代にピークになっている（Renbergら，1994）．

スイスの湿地の記録は，紀元前2000年の鉛の堆積が，最大で最近の堆積物と同じ値を示すことを明らかにしている．鉛の堆積のピークで同じような値

が，ローマ時代でもヨーロッパの泥炭の沼で報告されている．これは，イングランドのブリストール近郊の狭谷と沼地である．

このように，世界は様々な重金属で汚染されつつある．次世代に健全な環境を残すという倫理をもつには，現実は実に厳しいのである．

地理医学（Medical Geology，Geomedicine）の興隆

Medical Geology および Geomedicine という言葉がある[5]．Medical Geology と Geomedicine は同義語である．とくに北欧の国々では Geomedicine，国際的には Medical Geology と称されている．

Medical Geology または Geomedicine の簡単な定義は，「The branch of medicine dealing with the influence of climate and environmental conditions on health.」である．「気候や環境条件が人や動物の健康に及ぼす影響を扱う医学部門」と訳しうる．わが国では，地質汚染-医療地質-社会地質学会（The Japanese Society of Geo-Pollution Science, Medical Geology and Urban Geology）が2004年12月に設立され，ここでは Medical Geology を医療地質と訳している．またこの問題に関連する論文などをみると，地理医学的などとも訳されている．

そもそも Medical Geology は，国際地質学連合における環境地質学委員会（COGEOENVIRONMENT）のなかにある Medical Geology 作業部会が，1998年に立ち上げた新しい部門である．内容は次の通りである．英語の原文および詳細は，ホームページ[6]で見ることができる．

地理医学は，自然界の地質学上の要因と人間や動物のあいだの健康について取り扱う科学で，通常の環境要因が健康問題に及ぼす影響を理解することにある，と定義される．そのため地理医学は，提案された問題が理解され解決されるために，様々な科学分野からの統合的な寄与を必要とする広くて複雑な学問であるといえよう．

天然に賦存する金属や非金属を過剰に摂取すると，健康に有害な影響が及ぶ．金属は常に存在し，永遠に存在し続けるので，すべての人間や動物は環境中の金属によって影響を受けざるを得ない．

ある金属はわれわれの健康に必要であるし，ある金属は有害である．あまねく自然の現象と人間の活動は，人間や植物や動物に害が生じない所から害が生じる所へ，また必要であるところから必要でないところへ金属を移動させることになる．

　この問題は，たとえば酸性雨とそれに伴う酸性化により重金属が生じるような過程が促進されたり，食物連鎖の中で重金属が様々なところに容易に結合・吸着されたり，ある場所や動植物に特異的に重金属が集積されたりすることに観られる．酸性化により，セレンのような必須微量元素が生き物に吸収されなくなる例などもある．

　土壌や岩石に含まれる毒性元素は，自然な状態であろうが汚染を含んだ人為的な事象であろうが，食物や飲料水を経由して間接的に摂取され，人の健康に影響を及ぼす．地球上の多くの場所は，通常その地域で生産された食物にのみ依存しているが，近代的な工業化された社会においては，地理的に異なる地域で生産される食物をも消費するので，消費形態はさらに多様である．

　しかし，飲料水は通常その地域のものが使われるので，地域の地球化学に強く影響を受ける．飲料水から過剰に元素を摂取する問題が，現実にいくつかの無機化合物で生じている．たとえば，アフリカやインドでのフッ素，アルゼンチン，チリ，台湾のある地域でのヒ素，アメリカ，ベネズエラ，中国のセレン多量地域のセレン，肥料を大量に施用する農業地域の硝酸などである．

　重金属だけが，地理医学の話題になる唯一の元素ではない．昔から国際的に認知され，地理的な要因と関連している病気の例にバセドー氏病（ヨウ素欠乏）がある．この病気は，フッ素やセレンのような元素の過剰や欠乏によって生じるものである．地理的な背景で制御される水の硬度にかかわる心臓血管に関する死亡数や罹病率も，また一つの研究対象である．

　多くのタイプの岩石が高いウラン含量を有している．たとえば，頁岩（けつがん），花崗岩（かこうがん），巨晶花崗岩がある．これらの岩石に含まれる天然放射線源からもたらされる放射性ガスのラドンを異常なレベルで吸入または摂取すると，公衆衛生の立場から危険であることが最近になって認められ

ようになった．

　ラドンが関係する肺ガンが，かなりの多くの国で増加しつつある．ウラン含量に富んだ明礬頁岩（みょうばんけつがん alum shale）から造られた軽コンクリートの使用や，建物の空気循環の調整のような現在のビル方式（エネルギー消費の視点からの法的規制）が，多くの場合この問題を悪化させている．

　さらに最近では，照射防止問題の可能性として家庭水におけるラドンに焦点が向いている．これまでのリスクアセスメントは，家屋内の大気のラドンに加えて，家庭で使う水に由来するラドンにも焦点が向けられていた．最近の研究から，ラドンに富む水の摂取が，とくに子どものような臨界グループに対して危険と考えられるようになった．水に含まれるラドンの含量は，その地域の地質の状態に直接関係しているのである．

　また，最近（2005）出版されたスウェーデンの Olle Selinus による著書[5]「Essentials of Medical Geology（地理医学要説）」の目次は，次の31章からなる．ここに示した各章から，地理医学がどのような学問であるかがおおよそ理解されよう．

　1. 地理医学：展望と将来，2. 自然の背景，3. 人為起原，4. 元素摂取の化学的視点，5. 元素摂取の生化学的視点，6. 元素の生物学的機能，7. 養分に関わる地質の影響，8. 元素の欠乏と毒性，9. 火山噴火と健康，10. 大気と水のラドン，11. 地下水と環境のヒ素，12. 天然水中のフロン，13. 硬水と健康影響，14. 土壌の微量元素と主要元素の生物有用性，15. 自然環境：セレンの欠乏と毒性，16. ヨードの地球・土壌科学およびヨード欠乏，17. 食土と土の摂取，18. 天然のエーロゾル粉塵と健康，19. 土壌由来病原菌の生態学，20. 動物と地理医学，21. 環境疫学，22. 環境医学，23. 環境病理学，24. 毒性学，25. 微量元素の特徴：方法と公衆衛生，26. 健康のための GIS データベースの活用，27. リモートセンシングと GIS の動物媒介病研究への活用，28. バイオアパタイトの鉱物学，29. 有機・無機地球化学技術，30. 地理医学における歴史科学と微細精密分析，31. 地下水の流量と水質のモデリング．

　いずれにしても，人と動物に関わる健康を，病理，毒性，地質，重金属，地理，地形，土壌，水質，食物，食品などあらゆる環境要因から追求する学問

である.農業と環境と医療に関わる重要な学問であることに違いはない.Geologyは地質であって,決して地理(Geography)ではないが,Medical GeologyとGeomedicineが同義であること,上述の各章から判断して,ここでは地理医学と訳し今後この言葉を使用していく.

今後,この学問はますます発展していくであろう.農医連携の科学を展開するためにも欠くことのできない分野である.とくに重金属に関わる健康や病気の問題を考えていく上で,この学問はますます重要性を増していくであろう.地理医学にかかわるその他の冊子を参考文献として紹介する[7〜9].

土壌と重金属と健康

すでに述べたカレルの指摘した問題は,現実としてある.この問題を克服しようとする試みが,国際土壌科学会議にも現れてきた.国際土壌科学会議の計画と内容[10]を以下に紹介し,農医連携の必要性をさらに強調したい.

1924年に設立され84年の歴史を持つ国際土壌科学会議は,第18回目の国際会議を2006年7月9日から7日間,アメリカのフィラデルフィアで開催した.18回目の土壌科学会議は次の4部門から構成されている.1) Soil in Space and Time, 2) Properties and Processes, 3) Soil Use and Management, 4) The Role of Soils in Sustaing Society and Environment.

4番目の部門は5分野からなる.このうち,4-2) Soils, Food Security and Human Healthがここで紹介する分野である.この4番目の部門は,3人の講演者を招待し「土壌と健康」と題するシンポジウムを開催した.またこの 4-2) 分野は,「食物と健康の栄養分に影響する土壌の質」と題したポスターシンポジウムを開催した.詳細は以下のホームページで見ることができる.

http://www.colostate.edu/programs/IUSS/18wcss/index.html

シンポジウム「土壌と健康」では,「健康と幸福のための科学」,「遠くまで運ばれるカビ:アフリカのダスト,珊瑚礁および人の健康」および「土壌と地理医学」の3題の招待講演があった.その中で,「土壌と地理医学」を以下に紹介する.

「地理医学とは,ある地域に住む人間と動物がその地域の自然から受ける影

響を明らかにする学問分野である．人間と動物の健康については，潜在的に土壌汚染が最も危険性に富んでいる．天然において，化学物質が過剰か不足かという問題は古くから知られているが，今後，地球的な観点からさらにこの問題は重要になるかも知れない．

注目すべきは，必須微量要素または有害微量要素に関わる視点である．とくに，土壌の微量要素欠乏に関わる課題は，家畜の繁殖にも農作物の耕作にも影響することが何年にもわたり数多く報告されている．植物に欠乏する元素には，ホウ素，マンガン，銅，亜鉛およびモリブデンがあり，家畜に欠乏する元素には，コバルト，銅，ヨウ素，マンガンおよびセレンに関連したものが知られている．動物が過剰に毒性物質を摂取した例として，銅，フッ素およびセレンなどがいまも報告されている．畜牛へのモリブデン過剰供給による銅欠乏のような特異的な問題が，ときに要素間の相互作用を引き起こすかもしれない．

近代の集約農業では，作物と家畜の微量要素欠乏については，化学肥料あるいは動物飼料中にこれらの微量要素を添加することで対応してきた．土壌pHの調整は，作物への摂取量の規制が有益かも知れない．

獣医学における必須微量要素の問題は，先進国においては大部分が解決された．しかし，家畜の微量要素欠乏の問題に有機農業がある．だから，家畜の飼料がある地域に限定され，農作物の中の微量要素のバランスがそこの土壌に依存しているのであれば，家畜に見られるような問題が人類にも現れそうである．

先進国では，人間の集団は様々な地域から食料を集めているから，土壌の元素についての地理的な違いによる影響を受けにくいと考えられる．しかし，アフリカ，アジアおよびラテンアメリカの大部分では，人々はその地域で育った食物に依存しており，それゆえ，ヒトの現在の地質医学的な問題は，主に世界のこの地域に限定される．

有名な例は，セレン欠乏による中国のKeshan病，バングラディシュおよびインドの隣接地域における大規模なヒ素中毒である．発展途上国における多くの問題が地質学的な要因に関係しているから，まだその問題が見つかって

いないことは当然とも言える.

　土壌のすべての必須元素が土壌鉱物だけに由来するとは限らない．ホウ素，ヨウ素およびセレンのような微量要素は，海洋から大気によって運ばれ，大陸の土壌にかなり供給される．したがって，これらの元素に関連した障害は，歴史的に沿岸地域ではそれほど一般的ではない．ヒトのヨウ素欠乏障害の発生は，主として海洋から遠いところに限られている．また，Keshan病と関係する中国内の地域も，主に海から遠く離れたところであることが注目に値する.」

カドミウムとヒ素

　ここでは人の健康に深く関わる重金属のうち，日本の公害病としてまた食品中の成分として，CODEXで検討されてきたカドミウムとヒ素について取り扱う．

　わが国には，カドミウムとヒ素に関して環境省が認めた公害病に，カドミウムによるイタイイタイ病（認定患者187人），ヒ素による慢性ヒ素中毒（188人），有機水銀による水俣病（2,995人），大気汚染による呼吸器疾病（53,502人）がある．

　この本の各章に登場するカドミウムとヒ素については，これまで数多くのシンポジウムや研究や総説がある．しかしながら，生物地球科学，農学，土壌学，環境科学，臨床環境医学および法律の視点から，あるいは農医連携の視点からこれらの元素を統合知として捉えようとする試みは数少なかった．本書の目的はその統合知の獲得にある．

　この章では，カドミウムとヒ素について，生物地球科学から農学および土壌学へのつながりの部分を紹介する．参考までに，以下に世界と日本におけるカドミウムとヒ素の農業および環境被害，さらには健康被害について整理しておく．

1. 世界と日本におけるヒ素とカドミウム被害

1) 帯水層の地下水, 鉱山および地熱水にかかわるヒ素問題の地域 [5,11]

帯水層のヒ素の影響：アメリカ（ウエステム），メキシコ（北中央・ラグネラ），チリ（アントファグスタ），アルゼンチン（チャコーパンペアン），ハンガリー・ルーマニア（グレイトハンガリアン），ネパール（テライ），中国（山西省・貴州省・内モンゴル・シャンシー・新疆ウイグル自治区），バングラデシュ（西ベンガル），インド（西ベンガル），ヴェトナム（レッドリバーデルタ），カンボジア（メコン川），ミャンマー（エーヤワディ川），パキスタン（インダス川）など.

鉱山由来のヒ素の影響：アラスカ（フェアーバンク），カナダ（ブリティッシュコロンビア），アメリカの7地域（ダレーン・クラークリバー・レークオーエ・ヴィスコンシン・ヘリファックス・バジャ・ドンペドロ），メキシコ（ジマパンバレー），ブラジル（ミナスゲライス），ガーナ（アサンチ），ジンバブエ，イギリス（サウスウエスト），ポーランド（サウスウエスト），オーストリア（スチリア），ギリシャ（ラブリオン），韓国（グボン），タイ（ロンプブン），インドネシア（サラワク）など.

地熱水のヒ素の影響：ドミニカ，エルサルバドル，アメリカ（アラスカ・ウエステム），チリ（アントフォガスタ），アルゼンチン（ノースウエスト），フランス（マシーセントラル），ニュージーランド（ワイラケイ），ロシア（カムチャッカ），日本（宮崎・島根）など.

2) カドミウムによるわが国の農用地土壌汚染対策地域

カドミウムによるわが国の農用地土壌汚染指定地域は，2006年3月現在で60地域，合計6,228 haに及ぶ．指定地域とは玄米カドミウム濃度が，1.0 mg/kg以上を汚染地域に指定している．北は秋田県から南は熊本県の22県に及ぶ．すでに，90％に当たる5,618 haが対策事業を完了している（環境省）[12].

3) ヒ素によるわが国の農用地土壌対策地域

ヒ素によるわが国の農用地土壌汚染対策地域は，2006年3月現在で7地域,

合計面積164 ha で,以下のように全部解除・事業完了の措置がとられている.なお,対象となる土壌のヒ素含量は 15 mg/kg 以上である.

次の地域が対策地域に指定された.青森県下北郡川内町（13.5 ha, 全部解除），島根県太田市（7.3 ha, 全部解除），島根県益田市（27.3 ha, 全部解除），島根県鹿足郡津和野町（66.1 ha, 事業完了），山口県美祢郡阿東町（8.4 ha, 全部解除），（大分県大野郡緒方町, 27.7 ha, 全部解除），宮崎県西臼杵郡高千穂町（13.5 ha, 事業完了）

指定地域のうち,島根県と宮崎県には慢性ヒ素中毒患者が公害患者として,それぞれ21人, 167人認定されている（環境省）[12].

2. ヒ素とカドミウムの生物地球化学

ヒ素とカドミウムに関する地殻圏,水圏,大気圏,生物圏および土壌圏などの様態を以下に紹介し,この章に続く各章の参考にしたい.

1）ヒ　素

元素記号：As, 英語名：Arsenic, 原子番号：33, 原子量：74.9216, 融点（℃）：817, 沸点（℃）：616, クラーク数：0.0005 %（49位）の微量元素.

ヒ素の荷電数は－3, 0および＋3である.錯陰イオンである AsO_2^-　AO_4^{3-}, $HAsO_4^{2-}$, $H_2AsO_3^{3-}$ が通常の可動態ヒ素である.

ヒ素は灰色の脆い半金属で,地核に存在する.古代エジプト時代から,鶏冠石（AsS）は赤い顔料として,雄黄（As_2S_3）は黄色の顔料として利用されている.元素名 Arsenic はギリシャ語の aesenikon（雄黄）に由来する.1250年頃,ドイツの錬金術師マグヌスによって分離されたと考えられている.

ヒ素の主要な鉱石は硫砒鉄鉱（FeAsS）で,加熱するとヒ素は蒸発し,精製することが出来る.ヒ素には毒性があり,かつて,ネズミの駆除剤や除草剤に使用されていた.現在,ヒ素の最も重要な化合物はガリウムヒ素（GaAs）である.優れた特性が様々ある.発光ダイオードやレーザーなどハイテク分野で幅広く利用されている.

Bowen[13] によれば,ヒ素濃度は地殻1.5, 花崗岩1.5, 玄武岩1.5, 頁岩13, 砂岩1 mg/kgある.海水0.0037, 淡水0.005 mg/L である.土壌中の全ヒ素濃

度の中央値（範囲）は6（0.1～40）mg/kgDWである．

陸上植物0.02～7（～40），可食野菜0.01～1.5，哺乳動物の筋肉0.007～0.09，哺乳動物の骨0.08～1.6，海藻1～30，海水魚0.2～10 mg/kgDWである．

植物には0.02～7.5 mg/l，人間には5～50 mg/日で有毒である．致死量は100～300 mg/日である．

農林省農産園芸局（1974）によれば，全ヒ素濃度は，水田一般地点2,749の平均値が7.7 mg/kgDW，最大値が104.8 mg/kgDW，普通畑一般地点720の平均値が9.0 mg/kgDWであった．日本土壌協会（1984）によれば，水田，畑，隣地633地点の全ヒ素濃度の幾何平均（範囲）は，6.82（0.9～46.3）mg/kgDW（除樹園地）であった．これらの値の最大値からあきらかなように，上記データの中には汚染値土壌が含まれている[14]．

浅見[14]の推定によれば，土壌へのヒ素の全侵入量は最小値で52，最大値で112，中央値で82×10^6 kg/年である．この中央値の示すヒ素量が，世界の全農地（1.47×10^9 ha）に侵入したと仮定して計算すると，1年1 ha当たり農地へのヒ素の侵入量は56 g/haとなる．土壌の仮比重を1と仮定すると，表層15 cmへのヒ素の集積量は，0.037 mg/kgDW/年になる．このままの割合で土壌にヒ素が集積されれば，土壌のヒ素濃度は，162年で今の2倍になる（表1.2）．

ヒ素はクラーク数0.0005%（49位）の微量元素であるが，古くからよく知られている．ヒ素の化合物の毒性や顔料としての用途は，古代ギリシャやローマ時代に既に知られていた．ヒ素化合物には黄や赤系統の鮮やかな色を呈するものが多く，その化合物である石黄（As_2S_3）は，黄色の葉片状の塊で

表1.2 土壌への有害重金属元素侵入量（浅見）

		ヒ素	カドミウム
全侵入量	最小値	52	5.6
（×10^6 kg/年）	最大値	112	38
	中央値	82	22
侵入量（g/ha/年）		56	15
表層15 cmへの集積量（mg/KgDW/年）		0.037	0.010
非汚染土壌中濃度（mg/KgDW）		6	0.35
濃度が2倍になる年数		162	35

産する軟質の鉱物で，黄色の顔料に用いられていた．石黄の英黄の英名は orpiment で，ラテン語の金色の絵の具から転化した物である．

また，先に少し触れたがヒ素の元素名の Arsenic (As) は，やはり石黄を指すギリシャ語の arsenikon に由来する．「男らしい，生殖力のある，強い」などという意味である．これらの名前は，ヒ素化合物が顔料や強壮剤や毒薬に用いられたことを反映している．

古来，ヒ素は殺人にも使用されている．体内に入ったヒ素は呼吸関連の酵素やタンパク質と結合し，それらの機能を失わせる．ヒ素は薬として，利用される場合がある．歯の治療の際，歯の神経を壊死させるのに，ヒ素化合物が使用されている．

犬の病気，フィラリアの治療にも，ヒ素化合物が用いられている．中国では，蛇の毒の解毒剤として，雄黄（As_2S_3）が利用されていた．ヒ素の毒性で，蛇の毒（タンパク質の一種）が機能を失うのである．

ヒ素化合物の急性あるいは慢性的な摂取により様々な生体機能障害がおこる．ヒ素は体内半減期が短いため，血中濃度の測定はあまり有効でないが，毛髪や爪に残留する．ヒ素の毒性は，有機ヒ素より無機ヒ素のほうが強い．なかでも，亜ヒ酸塩が最も強いといわれている．急性中毒は，ヒ素服用後数十分〜数時間で現れ，下痢，腹痛，嘔吐が起こり，さらに心臓衰弱などを引き起こし，全身痙攣で死に至ることもある．慢性中毒は，嘔吐，食欲減退，皮膚に発疹や炎症を生じ知覚障害や運動障害を起こすこともある．

ヒ素の生物圏への人為的発生源には，鉱山，金属精錬，鋼鉄製造，化石燃料燃焼，地熱エネルギー生産，リン酸肥料，農薬などがある．

2）カドミウム

元素記号：Cd，英語名：Cadmium，原子番号：48，原子量：112.411，融点（℃）：320.9，沸点（℃）：765，クラーク数 0.000％（00位）の微量元素．

カドミウムは銀白色の軟らかい金属である．1817年，ドイツのシュトローマイヤーは，菱亜鉛鉱（$ZnCO_3$）を加熱して，白色の酸化亜鉛を得ようとした．そのとき黄色の物質が生成された．その物質に未知の元素が含まれていることを発見した．ギリシャ語の kadmeia（亜鉛華：酸化亜鉛）の呼び名に因

んで，カドミウムと名付けられた．

　硫カドミウム（CdS）のように，カドミウムを主成分とする鉱物も知られているが，存在量が少ない．カドミウムは亜鉛と挙動を共にする傾向があり，亜鉛鉱石には1％程度のカドミウムが含まれている．大部分のカドミウムが，亜鉛を精製するときの副産物として得られている．

　カドミウムのほとんどが，ニカド電池（ニッケル-カドミウムアルカリ電池）に利用される．繰り返し充電することができ，鉛蓄電池よりも長寿命で軽量なため，コードレスフォンやラジコンなどによく使われる．また，カドミウムの融点（溶ける温度）は約320℃と低いので，ハンダの材料として使用されている．硫化カドミウム（CdS）は，カドミウムイエローという黄色の顔料である．亜鉛よりもサビ止め効果が大きいので，メッキにも用いられる．

　Bowen[13]によれば，カドミウム濃度は地殻0.11，花崗岩0.09，玄武岩0.13，頁岩0.22，砂岩0.05，土壌0.35 mg/kgある．海水0.00011，淡水0.0001 mg/Lである．土壌中の全カドミウム濃度の中央値（範囲）は0.35（0.012）mg/kgDWである．

　植物には0.2〜9 mg/l，人間には3〜300 mg/日で有毒である．致死量は1.5〜9 g/日である．

　浅見ら（1988）は北海道，福島，静岡および佐賀の水田土壌6点，畑土壌7点（内4点は牧草地土壌）および森林土壌12点，計25点の汚染されていない作土または表層土を採取し，わが国の土壌のカドミウム濃度を，0.295（0.056〜0.801）としている[14]．

　浅見[14]の推定によれば，土壌へのカドミウムの全侵入量は最小値で5.6，最大値で38，中央値で22×10^6 kg/年である．この中央値の示すカドミウム量が，世界の全農地（1.47×10^9 ha）に侵入したとして仮定して計算すると，1年1 ha当たり農地へのカドミウムの侵入量は15 g/haとなる．土壌の仮比重を1と仮定すると，表層15 cmへのカドミウムの集積量は，0.010 mg/kgDW/年になる．このままの割合で土壌にカドミウムが集積されれば，土壌のカドミウム濃度は，35年で今の2倍になる（表1.2）．

　カドミウムは人体に有害な金属で，体内に取り込まれると中毒を起こし，嘔

吐，呼吸困難，肝機能障害などの症状が出る．また，カドミウムには動植物内に蓄積される性質があり，食物から汚染されることがある．富山県の神通川流域で発生した公害病「イタイイタイ病」は，あまりにも有名なカドミウムによる障害である．

カドミウムの生物圏への人為的発生源は，鉱山，金属精錬，化石燃料燃焼，焼却，リン酸肥料，下水汚泥，自動車排気ガスなどである．

土壌と人の健康

土壌の健康とヒトの健康の間には，類似性がある．土壌が過剰な重金属で汚染されると，作物の生育に多大な悪影響を与える．ヒトは過剰な重金属摂取により，イタイイタイ病や水俣病を引き起こす．土壌への廃棄物投棄は，ヒトへの食品添加物に匹敵するであろう．

土壌への過剰な肥料や農薬の施用は，土壌の微生物活性を劣化させ不健全な土壌へと変える．これは，ヒトへの過剰医療や過剰栄養が，薬漬けやメタボリックシンドロームにみられるような不健全な肉体をもたらすのに類似している．

土壌の塩基バランスが崩れると，作物に障害が起きる．ヒトも同様に栄養バランスが崩れると，健康に様々な障害が発生する．

土壌は大気との間で健全なガス交換をしている．このガス交換の不健全さが，温暖化やオゾン層の破壊をもたらしている．そのことは，二酸化炭素やメタンや亜酸化窒素の例からも理解できるであろう．ヒトも呼吸が健全でないと，健康を維持することができない．

地力の増進は，上述したことが総合的に維持されてはじめて可能となる．ヒトの健康維持や増進は，まことにこれに類似している．土壌はときとして休閑させ，次の作物のための準備をさせる．ヒトもときとして疲れを癒やすために，休息が必要である．

引用文献など

1) Nriagu, J.O.: A history of global metal pollution, Science, 272, 223-224 (1996)
2) Nriagu, J.O.: Global inventory of natural and anthropogenic emissions of trace metals to the atmosphere, Nature, 279, 409-411 (1979)
3) Tiller, K.G.: Heavy metals in soils and their environmental significance, Adv. Soil Sci., 9, 113-142 (1989)
4) 土壌の神秘:ピータートムプキンズ,クリストファー・バード著,新井昭廣訳,春秋社 (1998)
5) Essential of Medical Geology: Ed. Olles Selinus et al., Elsevier, 263-299 (2005)
6) 国際地質学連合:http://www.medicalgeology.org/Terms%20of%20reference.htm
7) Environmental Medicine: Ed. by Lennart Moller, Joint Industrial Safty Council / Sweden (2000)
8) Medical Geology Newsletter, IUGS Special Initiative on Medical Geology / International Medical Geology Association
9) Geology and Health: Closing the gap: Eds. H. Catheine et al., Oxford University Press (2003)
10) 国際土壌化学会議:http://www.colostate.edu/programs/IUSS/18wcss/index.html
11) Nriagu, J. O.: Arsenic poisoning through the ages. In: Environmental Chemistry of Arsenic (W. T. Frankenberger, Editor), New York, Marcel Dekker, 1-26 (2002)
12) 環境省ホームページ:www.env.go.jp/recycle/report/h17-02/02.pdf
13) Bowen, H.J.M.: Environmental Chemistry of the Elements, Academic Press (1979)
14) 日本土壌の有害金属汚染:浅見輝男著,アグネ技術センター (2001)
15) 環境史年表 明治・大正:下川耿史著,河出書房出版 (2004)
16) 環境史年表 昭和・平成:下川耿史著,河出書房出版 (2004)

付表1　わが国におけるカドミウムおよびヒ素に関わる環境小史

　わが国におけるカドミウムおよびヒ素に関する環境小史について，以下に整理した．他にも数多くの史実が厳然としてあるが，ここでは「環境史年表：明治・大正・昭和・平成」[15,16]を参考にした．

ヒ　素

昭和元年　（1926）：尾上哲之助が農作物へ砒酸鉛（ヒ素）を使用した場合の残留試験を行う．日本初の農薬残留の研究．

昭和24年　（1949）：青森県で砒酸鉛（ヒ素）が井戸水に混入，22人が中毒，3人死亡．

昭和30年　（1955）：岡山県衛生部が森永の粉乳を飲んで死亡したと発表．厚生省の調べで，森永ヒ素ミルクの中毒患者は9,653人，死者62人．

昭和46年　（1971）：山形県酒田港の海底の底から14,000 ppm を超える鉛をはじめ，異常な高濃度のヒ素・水銀が検出される．

昭和48年　（1973）：環境庁，宮崎県土呂久鉱山の慢性ヒ素中毒症を第4の公害病に指定．

昭和49年　（1974）：島根県鹿足郡旧笹ケ谷鉱山周辺がヒ素中毒地域に指定される．7月27日，16人が公害病に認定される．

昭和49年　（1974）：宮崎県土呂久の住民23人がヒ素中毒と認定される．認定患者は全部で48人．

昭和50年　（1975）：東京北区で，化学工場跡地にできた団地の土壌から都の平均値の70倍余のヒ素が検出される．

昭和59年　（1984）：宮崎県土呂久鉱山のヒ素汚染で公害病に認定された住民・遺族等が，閉山後に鉱業権を継承した住友金属に損害賠償を求めた訴訟で，宮崎地裁は総額5億622万円の支払いを命じる．会社は控訴．

昭和63年　（1988）：健康食品として売られている加工食品の中には天然食品の32倍ものヒ素や鉛，遊離シアンなど高濃度の重金属を含むものがある，と発表．

付表1　わが国におけるカドミウムおよびヒ素に関わる環境小史（続き）

わが国におけるカドミウムおよびヒ素に関する環境小史について，以下に整理した．他にも数多くの史実が厳然としてあるが，ここでは「環境史年表：明治・大正・昭和・平成」[15,16)]を参考にした．

カドミウム
昭和44年（1969）：カドミウム汚染防止のための暫定対策を通達，飲料水中0.01 ppm，米0.4 ppm以下．
昭和45年（1970）：農林省大阪食糧事務所が黒部市のカドミウム汚染米の販売停止を指示．その後各県で黒部米の拒否が相次ぐ．
昭和45年（1970）：厚生省，米の中のカドミウム濃度の安全基準を決定，精米で0.9 ppm未満．
昭和45年（1970）：北海道伊達町の志村化工の工場排水からカドミウム検出，道が公害防止条例を初運用．
昭和45年（1970）：鳥取県で松葉ガニの甲羅の「ミソ」から8.75 ppmのカドミウムを検出．
昭和45年（1970）：北海道伊達町・共和村，東京都昭島市・立川市，福井県九頭竜川流域，大阪市東住吉区・生野区などでカドミウム汚染問題が発生．
昭和46年（1971）：富山地裁が，第1次イタイイタイ病裁判訴訟で原告の主張をほぼ全面的に認め，三井金属鉱業神岡鉱業所排出のカドミウムが主因と判決．大規模公害訴訟で初の住民勝訴．
昭和47年（1972）：環境庁，カドミウム汚染調査結果を発表．117の調査地区中28地区で安全基準を超えた汚染米を発見．
昭和47年（1972）：イタイイタイ病第1次訴訟で，名古屋高裁金沢支部が三井鉱山の控訴を棄却，一審の倍額1億4,280万円の支払いを命令．会社受諾．第2～7次訴訟も和解表明．
昭和47年（1972）：宮城県のカドミウム米約1万俵が，東京方面に出荷済と判明．
昭和48年（1973）：政府が最高3.40 ppmの富山県産カドミウム汚染米を検査前に買い上げ，21 tを消費者に売り渡し済と判明．
昭和48年（1973）：環境庁，昭和47年度の水田のカドミウム汚染は37地域で基準を超えた．
昭和59年（1974）：昭和48年度にカドミウムを1 ppm以上含有する玄米が発見された地域は19県36地区．
昭和49年（1974）：富山県が神通川左岸の647 haを土壌汚染（カドミウム）対策地域に指定．最大規模．
昭和50年（1975）：富山県が神通川右岸約350 haをカドミウム汚染地区に指定．両岸で1,004.1 haとなる．
昭和53年（1978）：水質基準に関する厚生省令を改訂（カドミウムの基準追加等）．
昭和53年（1978）：水道の水質基準に関する厚生省令が改定，カドミウムの基準追加等．
昭和60年（1985）：富山市農協がカドミウム汚染米を販売していたことが判明，問題化．
昭和61年（1986）：環境庁の調べで，カドミウム汚染農地が59年度から130 ha拡大．
平成2年（1990）：香川県豊島にカドミウムや鉛などを含んだ50万tもの産業廃棄物が不法に処分され，一部が海に流れ出して環境汚染が進んでいることが判明．兵庫県警が業者を廃棄物処理法違反容疑で摘発．
平成3年（1991）：国内の乾電池メーカーが国内で生産するマンガン乾電池からカドミウムの使用を全廃．平成4年からはアルカリ電池の水銀使用もゼロ．

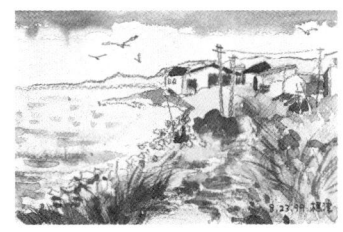

第2章
農耕地土壌の重金属汚染リスクとその対策

小野 信一
(独)農業環境技術研究所 土壌環境研究領域長

はじめに

わが国では8世紀の始め頃に金属鉱山が発見され，中世末期から近世初期にかけて産業として成立し，江戸期には多くの鉱山が開発された．日本の鉱山が近代的企業形態をとるようになったのは明治以後で，重要鉱山は政府直轄として規模を拡大していった．このうち銅（Cu）や亜鉛（Zn）は，工業や兵器関連の原料として需要が伸びるとともに，鉱山からの金属鉱石の採掘量も大幅に増大した．第二次大戦が終わった後は，朝鮮戦争による需要の高まりもあったが，1960年代より始まった高度経済成長にともなって，金属類の需要はさらに拡大する．このような社会の需要に応えるために，地中から大量の金属鉱石が掘り出され，製錬された[1]．また国内鉱山からの採掘量だけでは不足が生じ，海外からの鉱石輸入も増加してきた．これらの過程で各種の重金属が日本の環境中に放出され，カドミウム（Cd）などの土壌汚染を広げることになる．

本稿では，農耕地土壌における重金属汚染の現状とその対策について解説する．

1．わが国の農耕地土壌の重金属汚染と歴史

重金属の正確な定義はないが，一般的には，比重が4〜5以上の金属の総称ということになっている．このうち，土壌の汚染が問題になる重金属は，Cu, Cd, ヒ素（As），Zn, 鉛（Pb），水銀（Hg），アンチモン（Sb），クロム（Cr）などである．このような重金属による農業環境の汚染は図2.1のようになり，最終的には人への被害につながる恐れもある[2]．重金属による土壌汚染は，そのほとんどが水系あるいは大気の汚染を通じて発生し，ひとたび土壌が汚染されると，重金属を取り除くことは容易ではない．

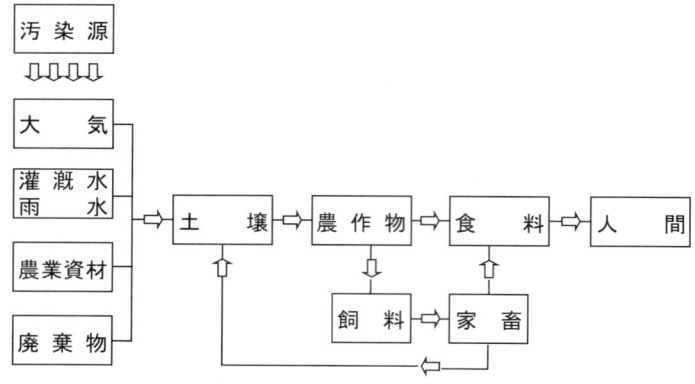

図2.1　農業環境における重金属汚染の流れ
　　　（増島[2]を一部改図）

わが国で，1970年に制定された「農用地の土壌の汚染防止等に関する法律」で特定有害物質に指定されている重金属は，Cu, Cd, Asの3元素である．これまでに，これら3元素が引き起こした土壌汚染の主なものは次のようである[3]．

足尾銅山から流出したCuによって渡良瀬川流域の水田や畑の土壌が汚染されたいわゆる足尾鉱毒事件は，明治時代の中期に起こり，わが国の公害問

題の原点ともいわれている．また神通川流域に発生したイタイイタイ病の原因は，上流の神岡鉱山から神通川へ流出したCdにあることが指摘された．その後，全国のいくつかの場所で，上流に鉱山がある川の流域において農用地のCd汚染が問題となってきた．また，ZnやCuの製錬所から大気中に排出された煤煙は，近隣の農用地の土壌をCdで汚染して問題となった．九州や山陰地方にある一部の鉱山から排出されたAsは，鉱山周辺の農地の土壌を汚染して水稲の生育に，また井戸水などを通じて人の健康に被害を及ぼした．

政府は，農用地の土壌に含まれるこれら3元素の量および農作物中の濃度などの調査を続け，「公害防除特別土地改良事業」などの実施で，客土による対策事業を実施している．現在，農用地の汚染が最も問題となっている重金属はCdで，その汚染対策が急がれているところである[4,5]．

2．Cdの汚染源とリスク管理の現状

1）農耕地土壌におけるCd汚染の由来とリスク

① 旧鉱山や製錬所由来の環境汚染

かつてわが国では，多くの非鉄金属鉱山でCuやZnの採掘が盛んに行われた．以前は，CuやZnの原鉱石に含有されるCdは，選鉱過程あるいは製錬過程で排除されて鉱毒水や排煙として環境中に放出された．この放出されたCdが水や風に運ばれて農地へ混入し，耕地土壌を汚染したのである．これが今日問題となっている農耕地の主要なCd汚染経路であり，農作物の汚染にもつながっている．このような農耕地の土壌汚染は，工場跡地の汚染などに比べるとその濃度は高くはないが，汚染面積が広いという特徴があり，修復のための対策が困難である．なお，以上のような鉱山や製錬所が原因となる土壌のCd汚染は，その後の厳しい規制と管理によって，新たな負荷が発生することはほとんどなくなっている．

② 工場，焼却場などからの汚染

メッキ工場[6]，塗料・塗装工場[7]，電子・家電工場[8,9,10]などの排水にCdが高濃度に含まれ，潅漑水に混入して水田を汚染する危険性がある．また都

市ゴミの焼却場からの排煙や排水からCdが環境中に放出されることもある[11,12]．しかし，このようなCdの排出は法律によって厳しく規制されるので，現在ではほとんど問題化することはない．

③ 化学肥料に少量含まれる Cd

リン鉱石にはCdなどの金属元素が含まれる[13]．このため過リン酸石灰およびそれを原料とした化成肥料には少量のCdが含有されている．肥料取締法では，可溶性リン酸，水溶性リン酸，く溶性リン酸の1.0％につき0.00015％以上のCdが含まれてはならないと規制されている[13,14]．なお，アイソトープを使ったトレーサー実験[15,16]では，肥料由来のCdが施用当年に作物に吸収される量はきわめて微量なので[17]，これが農産物の汚染につながることは，ほとんどないとみてよい．

④ 有機質肥料と Cd

有機質肥料では，汚泥肥料にCdをはじめいくつかの重金属が含まれることが多い[18,19]．肥料取締法では汚泥肥料は普通肥料として分類され，Cdの含有量は0.0005％以下に規制されてきた．平成14年に肥料取締法が改正され，普通肥料の中に「特定普通肥料」の新区分が設けられた．この区分は「施用方法によっては，人畜に被害を生じるおそれのある農産物が生産されるものとして制令で定める普通肥料」となっており，有機質肥料も含まれる可能性を示している．農耕地に施用される有機質肥料には，時折Cd濃度が高いものがある[20,21,22]からである．

⑤ 潅漑水，雨水の Cd

河川水は，上流に鉱山があったり，また水質のpHが低かったりするとCd濃度が上昇する傾向にある[23]．水質汚濁防止法では，Cdの水質基準を0.01 mg L^{-1}以下に規制している．しかし，一般の潅漑水として水田に使用されている河川水のCd濃度（バックグランド濃度）は0.00005 mg L^{-1}程度で，規制値よりはかなり低い[23]．

雨水も低濃度ではあるが，Cdを含んでいる．最近の測定結果[24]によると，雨水のCd濃度は年次による変動や季節による変動が認められるものの，雨水を通じて農耕地に負荷されるCd量は年間で650 mg ha^{-1}程度となる．この量

⑥ 不法投棄とCd汚染

　わが国では，1980年ころよりニッカド（Ni-Cd）電池の生産量が急増し，1993～1995年頃にピークに達した．このためわが国では，Cdの消費量がきわめて多く，例えば2000年度の日本でのCd生産量は2,000 t強，輸入量は4,000 t前後で，合わせて約6,000 tが製造原料として用いられている．その内ニッカド電池の消費が90%以上を占めており，Cdの使用量は約5,400～5,500 tくらいになる．ニッカド電池は輸出量も多かったが，国内で流通した量も少なくない．リサイクル率が低いため，年間1,000 t以上のCdが日本の環境を汚染する可能性があるものと推定されている[25]．

　一方，家電製品の不法投棄が年々増加しており，社会問題となっている．ニッカド電池とそれを使った製品の不法投棄量は調査されてはいないが，農耕地周辺の里山や耕作放棄地にはかなりの投棄量があるものと推定される．これら不法投棄されたニッカド電池からCdが溶け出し，農耕地土壌を汚染する危険性は十分予想されることである．またCd以外の重金属についても，汚染が懸念される．EU（ヨーロッパ連合）は，電池製品からの環境汚染を危惧して，2003年に域内の電池を全回収する取り決めをした．わが国においても，早急な調査と汚染回避のための対策が必要である．

2) Cdのリスク管理に関する内外の動向

　Cdは植物にとって必須元素ではないが，作物の種類によっては根から吸収したCdを可食部まで移動させるものがある．1968年にイタイイタイ病とCd汚染の関係が指摘され，当時の厚生省（現厚生労働省）は，1970年に食品衛生法に基づく食品・添加物などの規格基準を改正し，玄米に含まれるCdは1.0 mg kg^{-1}未満でなければならないとした．一方当時の食糧庁は1970年に，玄米のCd濃度が1.0 mg kg^{-1}以上のものについては政府買い入れの対象としないこと，1.0 mg kg^{-1}未満のもので政府買い入れ対象となった玄米でも，0.4 mg kg^{-1}以上のものについては非食用として処理（工業用の糊などに利用）す

る方針を決めた．その後1971年に「農用地の土壌の汚染防止等に関する法律」が施行され，これ以後，玄米のCd濃度が1.0 mg kg^{-1}以上となる水田を対象に，客土による対策事業が実施されている．

環境省の調査では，これまでにCd汚染地域として指定された農地は全国で6,000 haを超え，このうち現在までに80％以上で対策事業が完了し，さらに残りの農地についても，続けて対策事業が実施されている[3]．

1990年代になって，国際的にCdの食品汚染が問題視されるようになり，1998年にはCodex委員会において農産物のCdの濃度に関する予備的な原案が提案された[26,27,28]．

その後，毎年審議が繰り返され，2005年7月のCodex委員会総会で小麦，バレイショ，豆類，野菜類の基準値案が採択された．また2006年7月にスイスのジュネーブで開催された総会で，精米の基準値を0.4 mg kg^{-1}とすることが採択された．これまでの審議の結果，Codex委員会で採択された農産物のCd基準値は表2.1に示したとおりである．

表2.1 Codex委員会で設定されたカドミウムの国際基準値

食品群	基準値 (mg kg^{-1})	備考
精米	0.4	
小麦	0.2	
根菜，茎菜	0.1	セロリアック，バレイショを除く
バレイショ	0.1	皮を剥いだもの
豆類	0.1	大豆を除く
葉菜	0.2	
その他の野菜（鱗茎類，アブラナ科野菜，ウリ科野菜，その他果菜）	0.05	食用キノコ，トマトを除く

3. 農作物のCd汚染への対策

1) 汚染土壌への従来の対策技術

(1) 客　土

　客土は，非汚染土壌の投入により農作物のCd汚染を回避することをねらった土木工法であり，その効果は大きい[29,30]．しかし，上乗せ客土でその厚さが薄い場合には，水稲根が汚染土壌まで到達するため，そのCd吸収低減効果は小さくなる．これまでに実施された試験によると，土壌，工法や環境によって異なるが，客土の厚さは20～40 cmは必要とされている[31]．また，深耕して汚染土壌が混入したり，あるいは灌漑水のCd濃度が高い場合には，客土効果の持続性に低下がみられることもある．

　水稲のCd吸収低減に関する客土の効果は大きいが，問題点も多く指摘されている．まずは経費上の問題である．客土工事の単価は高額であり，原因者負担や国庫補助が十分なければ工事はできない[32,33]．つぎに，客土材の確保が難しいという問題がある．粘土を適量に含んだ良質の客土用の山土を多量に得ることは，最近では容易でない．また，客土施工に伴う地力低下の問題がある．客土に使う山土は有機物に乏しい痩せ土の場合が多いので，多量の堆肥などを長年連用し続けて地力を回復しなければならない．さらに，上乗せ客土の場合は，田面の上昇によって畦畔のかさ上げや灌排水設備の改修などの問題も生じる．廃土客土では，取り除いた汚染土壌の処分の問題が生じる．

(2) 水管理と資材による水稲のCd吸収抑制

　図2.2に示したように，土壌中のCdは，湛水して土壌が還元状態になると

$$CdS \underset{還元}{\overset{酸化}{\rightleftarrows}} Cd^{2+} + SO_4^{2-}$$

（湛　水）　　　　　　　　　　（落　水）

図2.2　土壌中の酸化と還元によるカドミウムの形態変化

硫黄（S）と結合して硫化カドミウム（CdS）となって水に溶けにくくなるが，落水して土壌が酸化状態になると硫酸カドミウム（$CdSO_4$）となってイオン化して水に溶け出す[34]．すなわち，Cdの溶解度は土壌のEh（酸化還元電位）によって左右され[35]，また水田土壌のEhは水管理によってコントロールされることになる．このことから，水管理によって水稲のCd吸収を抑制することが可能となる[36]．したがって，できるだけ水田に水をはって土壌が乾かないようにすれば，Cdが水に溶け出すことが抑えられるので，水稲のCd吸収は抑制される．これまで，水稲のCd吸収に及ぼす水管理の影響について多くの研究があり，玄米のCd含量が栽培期間中の水管理によって制御できることが明らかにされている[7,33,37,38]．

また土壌のpHが中性からアルカリ性になってくると，Cdはリン酸イオンや炭酸イオンと結合して水に溶けにくくなる．また，pHの上昇は，土壌の陽イオン交換容量（CEC）を増大させて，Cdイオンの粘土への吸着量を増加させる．したがって，炭酸カルシウム，ケイ酸カルシウム，ALC（多孔質ケイカル）などの土壌pHを高める資材，あるいは溶性リン肥などを施用すれば，水稲のCd吸収が抑制される[33,37,39,40]．ただし，土壌によっては緩衝力が大きくて資材を施用してもpHが上昇しにくい場合がある．このような土壌では資材の施用による水稲のCd吸収抑制効果は小さく，ほとんど効果がみられないこともある．そのような土壌では，水稲のCd吸収を抑制するために，資材の施用と上記の水管理を併用して効果を高めている[33]．

2）汚染土壌対策として新しく開発された技術

（1）化学的洗浄法による浄化技術
① 汚染土壌の化学的洗浄法とは

土壌洗浄法は，汚染土壌に洗浄資材を加え液状で混合して汚染物質を浸出除去した後，浄化システムで処理する修復技術である[41]．化学的手法であるため除去効率が高く，比較的短期間で修復可能という長所をもつ．洗浄法による土壌修復は，これまでいくつかの企業で研究が進められているが，その多くは工場跡地などを対象として，汚染土壌を処理場に搬入して浄化するも

のであり，重金属濃度の高い粘土画分を分取して汚染土壌の減量化，低濃度化を図る事例が多く[42]，水田現場に適用することは難しい．

実際に洗浄法を水田に適用する際の課題として，1）低環境負荷・高効率・低コストの洗浄資材選定，2）オンサイトでの洗浄と排水処理システムの開発，3）洗浄後の良好な土壌肥沃度・作物生育の確保，4）洗浄効果の維持，などがあげられる．次に，これら諸課題を解決し水田土壌に適用可能な洗浄法について述べる．

② 最適な洗浄条件の検討

予備試験により洗浄薬剤として塩化第二鉄を選定し，本資材による最適洗浄条件を検討した[43]．塩化第二鉄は水田中で水に溶解して下記の反応が進行し，pHが低下してカドミウムを溶出するものと考えられる．

$FeCl_3 \rightarrow Fe_3^+ + 3Cl^-$ ‥‥反応（1）
$Fe_3^+ + 3H_2O \rightarrow Fe(OH)_3 + 3H^+$ ‥‥反応（2）

水田における土壌洗浄を最適化するには，洗浄資材添加量，固液比，撹拌時間，資材洗浄回数，水洗浄回数等の諸条件を検討する必要がある．

固液比は液相の比率が高いほどカドミウム除去効率は向上するが，水田の畦の高さと洗浄工程に使用するトラクターの構造上の制約から，1：2程度となる．資材洗浄回数の増加によりカドミウム抽出率は上昇するが，現地での施用量やカドミウム除去効果を考慮して資材洗浄回数は1回とする．また，残留塩素を薬害の無いレベル（$500 \text{ mg } l^{-1}$以下）まで低減させるため，水による洗浄回数は3回を最低目標とし，現地で塩素濃度をモニタリングしながら作業を行う．

③ 現地でのオンサイト洗浄

これまでの汚染土壌洗浄に関する実施例では，塩酸[44]やEDTA[45]を用いた現地水田での洗浄試験が実施され効果が確認されているが，洗浄排水処理については検討されていない．洗浄技術を水田圃場に適用するためには，洗浄過程で生じる排水をオンサイトで処理する必要がある．すなわち，前述の最適洗浄条件に基づいて現地洗浄を行った後は，現場設置型排水処理装置を用いて，洗浄排水中に含まれるカドミウムを回収除去しなければならない．

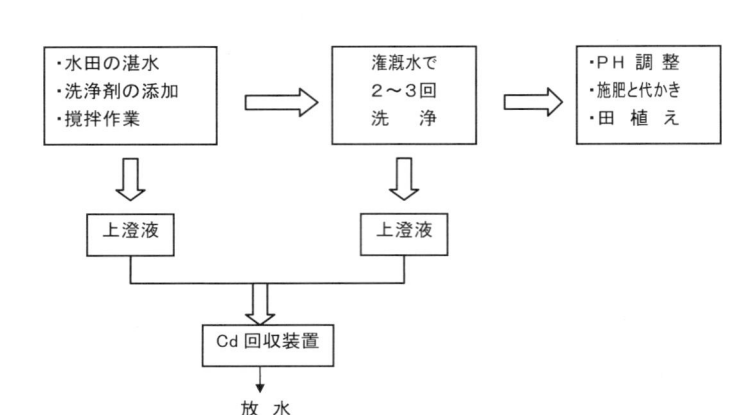

図 2.3 カドミウム汚染土壌の化学洗浄の作業工程

まず,現地のカドミウム汚染田に,1) 資材洗浄(土壌カドミウム抽出),2) 水洗浄(残留カドミウムおよび塩素の除去),3) 排水処理(洗浄水中のカドミウムの回収除去;キレート資材を用いた現場設置型排水処理装置)を実施した.作業工程の概要は図 2.3 に示したとおりである.室内試験で設定した洗浄条件に基づき,塩化第二鉄濃度は 15 mM とする[46]).

田面水中の残留塩素濃度は,水洗浄を3回繰り返すことで,作物生育に影響があるとされる 500 mg l^{-1} 以下に低下した.また,塩化第二鉄洗浄および水洗浄処理時に生じた排水中のカドミウムは現場設置型の処理装置(図 2.4)を用いて回収除去することで,排水基準 (0.1 mg l^{-1}) および水質環境基準 (0.01 mg l^{-1}) 以下に低減することができる[46]).

洗浄処理後に 0.1 M 塩酸抽

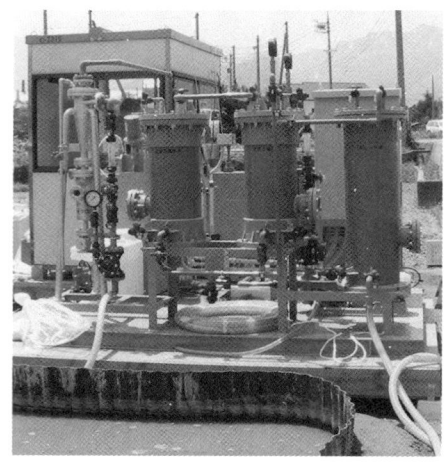

図 2.4 現場設置型カドミウム回収処理装置

出法で測定した土壌カドミウム含量は，無洗浄区に対して洗浄区で30～50％まで低下（カドミウム低減率50～70％）し，本洗浄法による土壌からのカドミウム除去効果が確認されている[46]．

④ 土壌浄化効果の検定

洗浄処理後の土壌では，カドミウム含量が低下して水稲のカドミウム吸収量は低減すると期待される．しかし，洗浄に伴い土壌肥沃度が低下し，水稲の生育・収量へ悪影響を及ぼす可能性も想定される．したがって，作業後は土壌肥沃度の変化を調査するとともに，洗浄水田において水稲栽培を行い，玄米収量およびカドミウム吸収量の検証を行う必要がある．塩化第二鉄洗浄処理により交換性カルシウム（Ca）および交換性マグネシウム（Mg）は大きく減少するので，資材施用により塩基バランスの補正を行う．電気伝導度（EC）は洗浄処理に伴って上昇し，pHは低下したが，生育に影響を及ぼすレベルではない．また，水稲の生育（地上部乾物重，玄米収量）では，洗浄処理による影響はほとんどみられない．このように，土壌肥沃度の一部の項目で変化は認められるものの，施肥などで補正は可能であり，本洗浄法は土壌肥沃度および水稲生育に大きな悪影響を及ぼさないと判断される[46]．

なお，玄米中のカドミウム濃度は，洗浄処理に伴い大幅に低下し，無洗浄区に比べて30～40％となった[46]．

（2）ファイトレメディエーションによる浄化技術

① ファイトレメディエーションとは

ファイトレメディエーション（Phytoremediation）は，米国やヨーロッパで土壌・地下水汚染対策技術の一つとして研究されてきた．この技術は，基本的には植物の機能を利用して環境の浄化を図ろうというものである．

以前から，土壌中のカドミウムを効率的に吸収する植物があることが知られている．例えば，キク科のセイタカアワダチソウ[47]やアブラナ科のグンバイナズナ[48,49]はカドミウムの吸収量が多いといわれている．また最近では，イネ科のソルガム[50]やアオイ科のケナフ[51]などもその例としてあげられている．これらの植物をカドミウムで汚染された農耕地に栽培すれば，土壌からカドミウムを吸収除去することができる[52]．この技術は，最近では低コス

トで環境にやさしい土壌修復技術として注目されている[41].

② 利用する植物の選定

以前,館川[47]がカドミウム汚染土壌からカドミウムを除去することを目的として,5種類の雑草を栽培し,現地試験を行っている.その結果によれば,5種類の雑草の中ではセイタカアワダチソウがもっとも乾物生産量が多く,またカドミウム吸収量も多いとしている.ただし,セイタカアワダチソウは,栽培初年目には草丈が2mを越えて茎が太く旺盛な生育を示したが,2年目,3年目と生育が衰えて,乾物重が栽培3年目には初年目の約半分になった.

Ishikawaら[53]は,セイヨウカラシナ(*Brassica. juncea* L.),トウモロコシ(*Zea. mays* L.),ビート(*Beta vulgaris* L.),イネ(*Oryza. sativa* L.)をカドミウム汚染土壌(灰色低地土,黒ボク土)を充填したポットで1カ月間栽培した.地上部のカドミウム吸収量が高かったのは,両土壌ともにイネとビートであったが,ビートは,栽培適地が寒冷地に限定された作物であるため,浄化植物としてはイネが適しているとしている.

またMurakamiら[54]は,機械化栽培体系を有し,日本の水田および水田転換畑で栽培されている主要な作物としてトウモロコシ(*Z. mays* L.),ダイズ(*Glycine max* (L.) Merr),イネ(*O. sativa* L.)を選択し,カドミウム汚染土壌(灰色低地土2種類,黒ボク土1種類)を充填したポットで2カ月間栽培して検討を行った.カドミウム吸収量が高かったのは,3土壌ともにダイズ(スズユタカ)とイネ(蜜陽23号;日・印交雑品種)であったが,ダイズは開花期以降落葉するため,日本における浄化植物としてはイネが有望であるとしている.

イネには連作障害がないこと,また栽培体系や機械化体系が完成していることもあり,水田でファイトレメディエーションに利用する植物としてはイネが最適と考えられる.さらにイネでは,日・印交雑品種のみならずインディカ品種の中にもカドミウム吸収能が高い系統があることが明らかとなり,これらを利用することでファイトレメディエーション技術を実用化できる.ファイトレメディエーションを行う場合には,図2.5に示したIR-8のようなインディカ品種などが浄化植物として有望である.

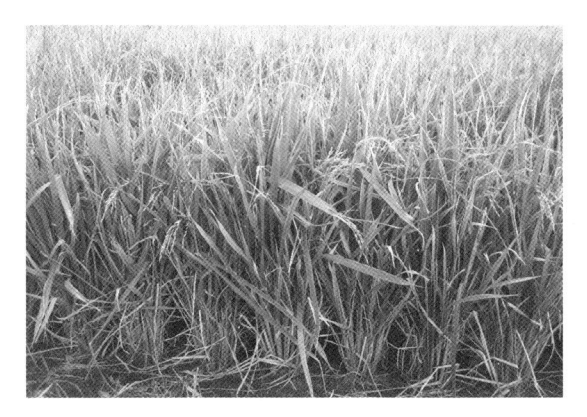

3. 農作物のCd汚染への対策　（33）

図2.5　インディカイネ品種によるファイトレメディエーション

③ 植物の収穫・梱包・処理

ファイトレメディエーション技術を実用化するためには，上記のカドミウム吸収能が高いイネ品種の選抜と併せ，カドミウムを吸収したイネ植物体の効率的な収穫や圃場での乾燥・梱包・在庫・搬送，および吸収させたカドミウムの安全な処理が重要な課題となる．そこで，このような課題を解決するため，1) カドミウム吸収イネの圃場での収穫・乾燥・梱包機械化技術一貫体系の確立，2) 収穫イネの焼却処理による効率的なカドミウム回収システム技

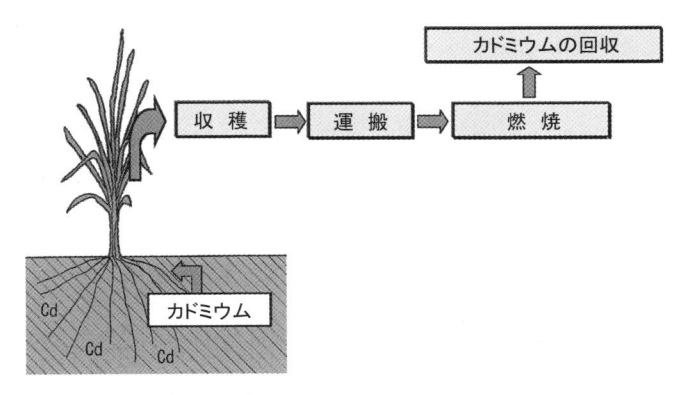

図2.6　カドミウム汚染土壌の高吸収イネによるファイトレメディエーション

術の開発を実施した．栽培されたイネの収穫から焼却処理一貫システムは図2.6に示したとおりである．

収穫・梱包作業は，圃場での乾燥を目的に排水条件が良い圃場においてはコンバインによる「籾・ワラ分別」収穫し（図2.7），ワラを天日乾燥後ロール状にして回収する（図2.8）．一方，排水条件の悪い圃場においては，自走式ホールクロップ収穫機により「籾・ワラ一体」で収穫，梱包ロール状で回収し，図2.9に示したように透湿防水シート（内部の蒸気を通し，外部からの雨を通さない機能を持ったシート）で覆い圃場で約2カ月間在庫する[55,57]．

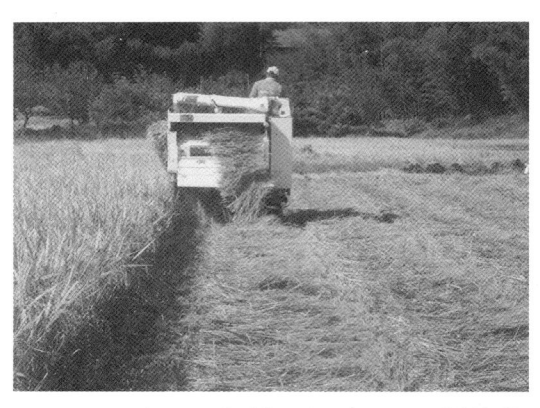

図2.7 カドミウム高吸収イネの籾・ワラ分別収穫

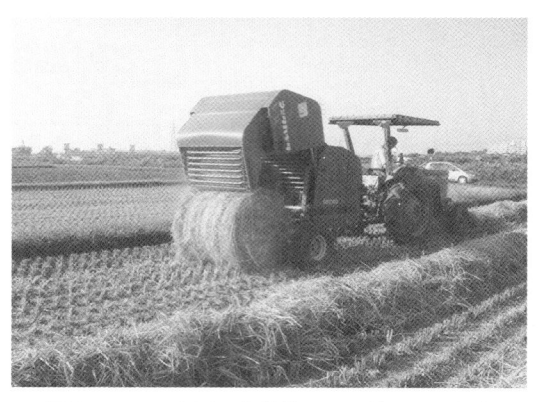

図2.8 ワラを天日乾燥後ロール状にして回収

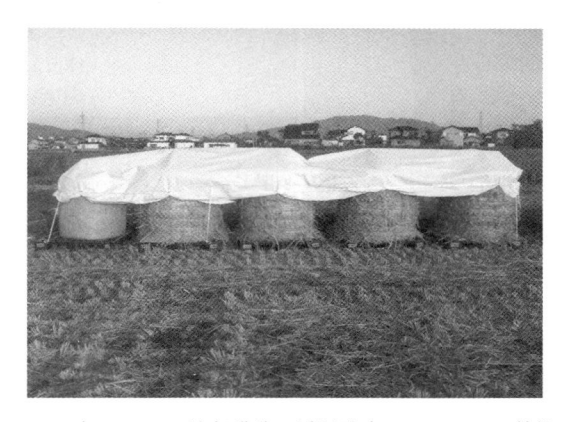

3. 農作物のCd汚染への対策　　（35）

図2.9　籾・ワラ一体収穫後の透湿防水シートによる乾燥

次に，収穫したイネのカドミウムを効率的にしかも安全に回収する必要がある．この目的で，乾燥イネを焼却処理し，収穫物に含まれるカドミウムのほとんどを金属イオンとして揮散させ，バグフィルターで捕集，飛灰（フライアッシュ）でほぼ全量回収して，主灰（焼却灰）にカドミウムを残さず排ガスとして排出させないための焼却処理システムが開発された（図2.10）．

収穫イネの焼却試験では，焼却炉内温度が900℃以上の条件で焼却した場合，未燃物の発生は無く，飛灰でのカドミウム回収率は99.6％となった．また，排ガス中のカドミウム濃度は$0.01\ \mathrm{mg\ kg^{-1}}$未満で大気への放出は認められない[55,57]．

一方で，収穫した玄米を焼却せずにバイオエタノールの原料として利用する動きもあり，研究が進められている[56,57]．

④ 土壌浄化効果の検定

ファイトレメディエーションは低コストでマイルドな手法であるが，時間がかかることが難点である．カドミウム汚染土壌を1作のファイトレメディエーションで修復することは難しく，2〜4作は必要と考えられる．

現地圃場で行った試験では，インディカ品種は1作で約$600\ \mathrm{g\ ha^{-1}}$程度のカドミウムを吸収除去し，土壌のカドミウム濃度を13％低下した[57]．

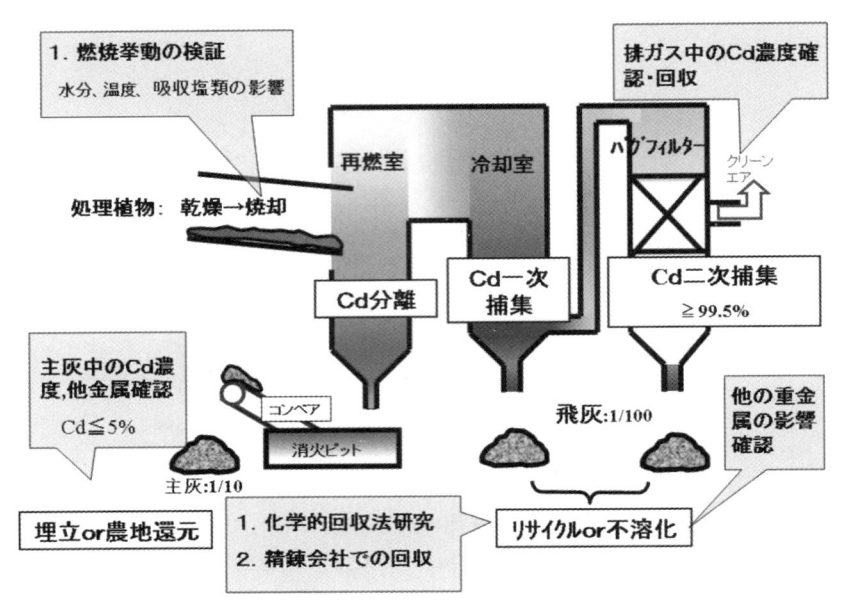

図 2.10　乾燥イネの焼却・カドミウム回収システム

(3) 品種による対応

水稲の Cd 吸収に品種間差があることは，以前から知られている．同じ環境で栽培すると，一般にはコシヒカリなどのジャポニカ品種は，長粒のインディカ品種に比べて玄米の Cd 濃度が低い．しかし，最近アフリカの陸稲品種などで，Cd の吸収がジャポニカ品種よりもっと低いことが分かってきた．このため，この品種と日本の品種とを交配して，Cd 吸収の低い品種を作出しようという試みがある[58]．またイネの染色体置換系統群を利用して，玄米の Cd 濃度に係わる量的形質遺伝子座（QTL）を検索する研究も行われている[59]．

ダイズについても，Cd の吸収や子実濃度に品種間差があることが明らかにされており[60,61,62]，低吸収性品種の育成に期待がかかる．

4. Pb，As，その他による汚染

1） Pb の汚染

Pbに関しては，1970年代まで使用されていた有鉛ガソリンの排気ガス中のPbが道路沿いの土壌汚染の主要な汚染源であることが，Pb同位体比の研究から明らかにされている．またその他のPb汚染源として，非鉄金属の燃焼，肥料，除草剤，殺虫剤，下水汚泥の施用などがあげられている．農作物の分析結果では，玄米で低く，野菜ではやや高くなっている．土壌中のPb濃度が高いと，そこで栽培した農作物のPb濃度はやや高くなる傾向にあるが，その場合には根が最も高く，地上部とくに子実への移行は少ないようである．また葉菜類などのPb汚染は，土壌から吸収されたものより大気からの沈着が多いとされている．このような土壌や農産物のPb汚染の詳細については，既往の総説[63]にまとめられている．

2） As の汚染

農業におけるAsの被害は水稲でよく知られている．一つは鉱害によるものであり，二つ目は果樹園を水田に転換した場合である[64]．水田は地形的に，野積みされた高濃度のAsを含む鉱滓（ズリと呼ばれる）が流入集積しやすいだけでなく，湛水することによって毒性の強い亜ヒ酸に還元されるため，Asの害を受けやすい環境になる[64]．したがって，水稲のAs被害を軽減するためには，水稲の活着後に潅漑を中止して節水栽培を行う必要がある．このような栽培法では玄米収量は低下するものの，As害はある程度防ぐことができる[65]．しかし，Asの土壌汚染濃度が高い場合は節水栽培でも効果が期待できないので，客土による対策を行うことになる．

土壌汚染防止法で定められた基準値以上のAsが検出された地域は全国で14地域（391 ha）となっている．またこれら地域のうち，法律に基づく対策地域として指定されたのは，7地域（164 ha）である．指定地域は島根県の笹ヶ谷鉱山下流域・五十猛・左ヶ山，宮崎県の岩戸川流域土呂久，青森県の宿野

部川,大分県の長谷緒,山口県の秋谷で,対策事業はすでに完了している[3].

無機態のAsは根から吸収されると,水稲の生育が極端に悪くなったり,または枯れてしまうことが多いので,玄米汚染はさほど問題にならないとされている.一方で,有機態のAsは水稲によって吸収され,玄米まで至るようである.最近の研究によれば,有機態Asで汚染された水田の玄米からジフェニルアルシン酸(DPAA)およびフェニルメチルアルシン酸(PMAA)が検出された[66].しかし,有機態Asの水稲による吸収のメカニズムはほとんど明らかにされてない.

3) その他の重金属汚染

その他の重金属では,Zn,Cu,Hg,Sb,Crなどが環境汚染として問題となる[3].このうち,ZnとCuは植物にとっても動物にとっても必須元素であり,かなりな高濃度になるまで農産物の汚染はほとんど問題にならない.またHg,Sb,Crなどは,植物がわずかしか吸収しないので,農耕地土壌を経由した農産物汚染が問題になることはほとんどない.

5. おわりに

以上述べてきたように,農耕地土壌の重金属汚染は,そのほとんどが過去に人間が作った負の遺産である.この負の遺産を解消するために,今日多くのコストや労力が注がれているのである.今後は,過去の負の遺産としての土壌汚染を解消するための努力とともに,さらに将来に向かって子孫に負の遺産を増やさないためのリスク管理も重要である[67,25,68].家電製品などの不法投棄の徹底した取り締まりと,重金属類の回収とリサイクルシステムの早急な構築が望まれる.

文　献

1) 畑　明郎:金属産業の技術と公害,アグネ技術センター,139-147(1997)
2) 増島　博:土壌汚染,図説環境科学,(社)環境情報科学センター編,朝倉書店,12-13(1994)

5. おわりに

3) 浅見輝男：日本土壌の有害金属汚染，アグネ技術センター，東京 (2001)
4) 森　敏・森　淳・中西啓仁・西澤直子：「低カドミウム米」創製の戦略－鉄とカドミウムの密接な関係－，季刊肥料，101, 11-31 (2005)
5) 織田 (渡辺) 久男・荒尾知人：作物におけるカドミウムの吸収・移行と生理作用，日本土壌肥料学雑誌，77, 439-449 (2006)
6) 日暮規夫・松本直冶・三好　洋：土壌のカドミウム含量の低い水田における玄米のカドミウム汚染機作，千葉県農業試験場研究報告，17, 150-159 (1976)
7) 増井正芳・金丸日支男・竹迫　紘・都田紘志・難波一郎・高橋英昭：水稲玄米のカドミウム汚染度と乾田日数との関係，東京都農業試験場研究報告，5, 1-5 (1971)
8) 浅見輝男：ブラウン管工場より排出されたカドミウムおよび亜鉛による環境汚染，茨城大学農学部学術報告，22, 19-23 (1974)
9) 浅見輝男・本間　慎・久保田正亜：鉛蓄電池製造工場周辺の鉛，アンチモン，カドミウムなどによる土壌汚染，人間と環境，10 (2), 3-8 (1984)
10) 松崎敏英・岡本　保・矢吹駿一：高濃度カドミウム汚染田におけるカドミウムの動態と水稲に及ぼす影響，神奈川県農業試験場研究報告，129, 50-57 (1987)
11) 浅見輝男：都市ごみ焼却場周辺における水稲玄米のカドミウムによる汚染，人間と環境，13 (2), 3-13 (1987)
12) 松本直冶・日暮規夫・三好　洋：都市塵芥焼却場周辺水田の重金属汚染，千葉県農業試験場研究報告，17, 140-149 (1976)
13) 越野正義：リン酸肥料からのカドミウムの除去技術，季刊肥料，97, 12-21 (2004)
14) 樋口太重：農耕地の重金属負荷と安全性の課題，肥料年鑑，50, 30-41 (2003)
15) 川崎　晃・織田久雄・山田宗孝：カドミウム安定同位体 (^{113}Cd濃縮体) トレサーのダイズ圃場試験への適用，日本土壌肥料学雑誌，75, 667-672 (2004)
16) 川崎　晃・織田久雄：カドミウム安定同位体 (^{113}Cd濃縮体) トレサーのダイズ土耕ポット試験への適用，日本土壌肥料学雑誌，76, 261-267 (2005)
17) 川崎　晃・織田久男・箭田 (蕪木) 佐衣子・王　慎強：肥料由来カドミウムの農地土壌への負荷量及び作物吸収量－ダイズ畑 (1)，土壌肥料学会講演要旨，51, 187 (2005)

18) Mishima, S. and Inoue, T. : Estimation of cadmium load on Japanese farmland soil associated with the application of chemical fertilizers and livestock excreta. Soil Sci. Plant Nutr., 50, 263-267 (2005)

19) Mishima, S., et al. : Estimation of zinc and copper balance in Japanese farmland soil associated with the application of chemical fertilizers and livestock excreta. Soil Sci. Plant Nutr., 51, 437-442 (2005)

20) 森　昭憲・實示戸雅之・近藤　煕・松波寿弥：我が国の草地飼料畑における微量重金属の堆肥による投入量と牧草および飼料作物による収奪量，日本土壌肥料学雑誌，75, 651-658 (2004)

21) 中島秀治：近年の堆肥・有機質肥料等を農地へ施用する時のリスク，農業および園芸，78, 1109-1114 (2003)

22) 折原健太郎・上山紀代美・藤原俊六郎：家畜ふん堆肥の重金属含有量の特性，日本土壌肥料学雑誌，73, 403-409 (2002)

23) 村山重俊：水を媒体とする農耕地土壌への微量重金属元素の負荷量評価，－特に，CODEXに係わるカドミウム・鉛と銅，亜鉛を中心として－，中部土壌肥料研究，94, 50-65 (2005)

24) 齋藤貴之：カドミウムの農耕地への降雨水からの負荷 (第2報)，土壌肥料学会講演要旨，51, 186 (2005)

25) 深見元弘：食の安全と元素循環－雑考，季刊肥料，103, 8-10 (2006)

26) 朝倉健司：カドミウムの国際食品規格の検討状況，日本土壌肥料学雑誌，72, 707 (2001)

27) 今井秀夫：食品中のカドミウム濃度に関するコーデックス新基準値への対応，農業技術，58, 97-101 (2003)

28) 小野信一：食品中カドミウムの国際基準値の検討状況，日本土壌肥料学雑誌，75, 756 (2004)

29) 柳沢宗男・新村善男・山田信明・瀬川篤忠・喜田健治：神通川流域における重金属汚染の実態調査と土壌復元工法に関する研究，富山県農業試験場報告，15, 1-110 (1984)

30) 山田信明：農用地における重金属汚染の対策技術の最前線 2. 客土による土壌汚染

対策技術と客土効果の持続性,日本土壌肥料学雑誌,78, 411-416 (2007)
31) 小野信一:蓄積回避と吸収低減技術,環境保全型農業大事典,農文協,624-628 (2005)
32) 近藤兵三郎・鈴木和五・小久保千代美・菅野哲明:磐梯町のカドミウム汚染の実態と土木的対策について,日本農業土木学会雑誌,43, 655-659 (1975)
33) 大竹俊博:カドミウム汚染土壌における水稲のカドミウム吸収およびその抑制に関する研究,山形県農業試験場特別報告,20, 1-77 (1992)
34) 伊藤秀文・飯村康二:水稲によるカドミウム吸収・移行および生育障害-亜鉛との対比において 重金属による土壌汚染に関する研究(第1報),北陸農業試験場報告,19, 71-139 (1976)
35) 飯村康二・伊藤秀文:水田土壌における重金属の行動と収支-重金属による土壌汚染に関する研究(第2報),北陸農業試験場報告,21, 95-145 (1978)
36) 勝見 太・小泉 哲・瀧嶋康夫:水管理が水稲のカドミウム吸収に及ぼす影響,,土壌肥料学会講演要旨,18, 125 (1972)
37) 尾川文朗:秋田県における水稲のカドミウム汚染の実態とその被害軽減に関する研究,秋田県農業試験場報告,35, 1-64 (1994)
38) 山田 要・須永文雄・琴寄 融:重金属汚染土壌に関する研究,第Ⅰ報 水稲の品種・作期および落水時期が玄米中のカドミウム含有量に及ぼす影響,群馬県農業試験場研究報告,11, 46-52 (1971)
39) 長谷川栄一・島 秀之・斎藤益郎・滝野栄子:重粘土水田における多孔質ケイカルのカドミウム吸収抑制効果,宮城県農業技術センター研究報告,61, 13-32 (1995)
40) 山田 要・只木正之・小林茂久平:重金属汚染土壌に関する研究,第Ⅱ報 土壌改良資材の施用が水稲の生育およびカドミウム吸収軽減に及ぼす影響,群馬県農業試験場報告,13, 47-66 (1973)
41) 小野信一・阿部 薫:農用地における重金属汚染の対策技術の最前線 1.農耕地土壌の重金属汚染の現状と対策,日本土壌肥料学雑誌,78, 323-328 (2007)
42) 熊本進誠:洗浄法による重金属類汚染土壌の浄化技術(第11講),土壌における難分解性有機化合物・重金属汚染の浄化技術,エヌ・ティ・エス,257-275 (2002)

43) Makino T. et al. : Restoration of cadmium contamination in paddy soils by washing with chemicals : Selection of washing chemicals.Environ. Pollut., 144, 2-10 (2006)

44) Takijima Y. et al. : Cadmium contamination of soils and rice plants caused by zinc mining, V. Removal of soil cadmium by a HCl- leaching method for the control of high Cd rice. Soil Sci. Plant Nutr., 19, 245-254 (1973)

45) 中島征志郎・小野末太：対馬の重金属汚染に関する調査研究，長崎県総合農林試験場報告，7, 359-364 (1979)

46) 高野博幸・牧野知之：化学資材洗浄によるカドミウム汚染土壌の修復，農林水産技術研究ジャーナル，29, 29-33 (2006)

47) 館川 洋：植物を利用した土壌中のカドミウムの除去方法，日本農業土木学会雑誌，43, 674-677 (1975)

48) Brown, S. L., et al. : Zinc and cadmium uptake by hyperaccumulator Thlaspi caerulescens grown in nutrient solution. Soil Sci. Soc. Am. J. 59, 125-133 (1995)

49) Hammer, D. and Keller, C. : Phytoextraction of Cd and Zn with Thlaspi caerulescens in field trials. Soil Use Manag., 19, 144-149 (2003)

50) 加藤直人・住田弘一・西田端彦：ソルガムによるカドミウム汚染土壌の浄化に及ぼす可溶化資材の効果，土壌肥料学会講演要旨，50, 173 (2004)

51) 栗原弘幸・渡辺美生・早川孝彦：カドミウム含有水田転換畑におけるケナフ (*Hibiscus cannabinus*) を用いたファイトレメディエーションの試み，日本土壌肥料学雑誌，76, 27-34 (2005)

52) Kayser, A., et al. : Enhancement of phytoextraction of Zn, Cd and Cu from calcareous soil ; The use of NTA and sulfur amendments. Environ.Sci. Technol., 34, 1778-1783 (2000)

53) Ishikawa S. et al. : Is *Brassica juncea* a suitable plant for phytoremediation of Cd in soils with moderately low Cd contamination? − Possibility of using other plant species for Cd-phytoextraction- Soil Sci. Plant Nutr., 52, 32-42 (2006)

54) Murakami M. et al. : Phytoextraction of cadmium by rice (*Oryza sativa* L.),

soybean (*Glycine max* (L.) Merr.), and maize (*Zea mays* L.). Environ. Pollut., 145, 96-103 (2007)

55) 谷口　彰：カドミウム汚染土壌の植物による修復技術一貫体系，農林水産技術研究ジャーナル，29, 24-28 (2006)

56) 村上政治：農用地における重金属汚染の対策技術の最前線 3. ファイトレメディエーション技術の現状と展望，日本土壌肥料学雑誌，78, 525-533 (2007)

57) 茨木俊行・谷口　彰：農用地における重金属汚染の対策技術の最前線 4. 植物による汚染農地の修復－実用可能なファイトレメディエーションを目指して，日本土壌肥料学雑誌，78, 627-632 (2007)

58) 山口誠之：カドミウムの低吸収性，高吸収性イネ品種の育成，農林水産技術研究ジャーナル，29 (10), 11-14 (2006)

59) Ishikawa, S., et al. : Chromosomal regions with quantitative trait loci controlling cadmium concentration in brown rice (*Oryza sativa*), New Phytologist, 168, 345-350 (2005)

60) Arao, T., et al. : Genotypic differences in cadmium uptake and distribution in soybeans. Plant Soil, 251, 247-253 (2003)

61) Sugiyama M., et al. : Role of roots in differences in seed cadmium concentration among soybean cultivars － proof by grafting experiment, Plant Soil, 295, 1-11 (2007)

62) 杉山　恵：ダイズのカドミウム吸収に関する品種間差異とその機構，農林水産技術研究ジャーナル，29 (10), 15-19 (2006)

63) 前島勇治・川崎　晃：鉛の土壌および農作物汚染に関する最近の研究動向，日本土壌肥料学雑誌，77, 119-124 (2006)

64) 高橋英一：微量元素よもやま話[5] ヒ素，農業と科学，585, 1-7 (2007)

65) 山根忠昭：水稲におけるヒ素被害の発生機構と対策，島根県農業試験場研究報告，24, 1-95 (1989)

66) 荒尾知人：土壌のヒ素汚染と作物による吸収，第23回 土・水研究会資料（農業環境技術研究所），23, 14-18 (2006)

67) 長谷川　功：カドミウム考，季刊肥料，96, 8-11 (2003)

68）伊藤純雄：農地におけるカドミウムの出入りとゆくえ，季刊肥料，98，41-46（2004）

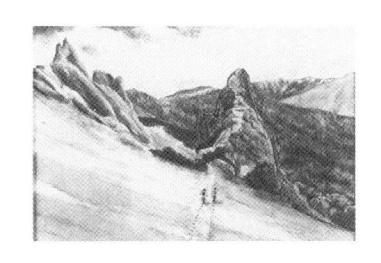

第3章
植物によるカドミウムとヒ素の集積と人への摂取

米 山 忠 克
東京大学大学院農学生命科学研究科教授

1. まえがき

　健康な人体の成長と維持のために，人は栄養素の摂取が必要である．人にとって必須な栄養素は主に食物から獲得されるが，人は水を大量に必要とし，水に溶けている成分は食物と同様，経口摂取することになる．今回のテーマの重金属は食物中のミネラルとして，そして水に溶けた重金属として人体に入る（図3.1）．

　人体に入る重金属には，鉄（Fe），亜鉛（Zn），銅（Cu），いくらかのクロム（Cr）やセレン（Se）のように必須栄養ミネラルもあるが，カドミウム（Cd）やヒ素（As）のように，毒性を生じる重金属もある．重金属が人に取り込まれる経路は，主に食物と水を介してであり，後者では重金属は水に溶けた遊離イオンだが，前者では，食物の成分と結合している．魚介類を除き，食物の大部分は図3.1で示すように，農耕地で生産される．農耕地で生産された食料が

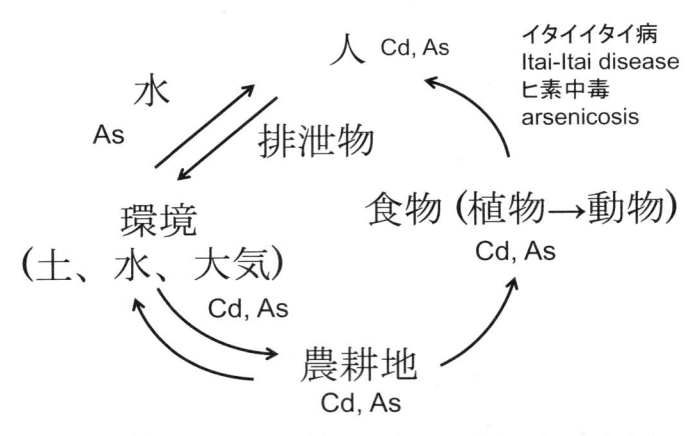

図 3.1 環境のカドミウム (Cd) とヒ素 (As) 過剰と人の健康障害

直接に，あるいは飼料として家畜に摂取されると畜産物として，人の口に入る．食料や飼料は，農耕地土壌において生産される．土壌には自然賦存の重金属と潅水や洪水によって運びこまれた重金属，そして肥料・農薬などの資材に含まれる重金属があり，これらを作物が吸収している．古くデンマークでは，工場から大気に放出されたCdがかなり直接植物葉に吸収されると推定した報告がある[42]．さらにスウェーデンからの報告[78]によれば，Cdを放出していた工場近くの樹林の年輪には放出Cd量に対応したCdの蓄積が見られる．さらにCdの放出が停止された後も，年輪のCd含有率は上昇，土壌に蓄積したCdが吸収されていることを示していた．

生物体の植物は，その成長と機能維持のため，Fe, Zn, Cuのような微量必須元素を吸収するとともに，環境（土壌）にあるCdやAs等の作物に必須でない重金属も吸収する（図3.2，表3.1）．筆者の専門とする植物栄養学では，植物による重金属吸収のメカニズムや植物体内での機能や毒性について研究している．今回は植物にも人にも毒性を生ずるCdとAsを中心に議論する．

表 3.1 作物可食部の Cd 含有量

		Cd mg Kg^{-1}	文献
コメ			
CCFAC 2006 最大基準値	精米	0.4	
東京農工大学圃場　2001　中干し	玄米	0.2	Kikuchi et al. 2007[52]
2002　常時湛水	玄米	0.055	
福島県　全体	玄米	0.10 (0.04-0.39)	舘川 1978[100]
いわき市小名浜地域	玄米	0.25 (0.06-0.94)	
富山県神通川流域 Cd 汚染地	玄米	0.37 (0.00-5.20)	柳澤ら 1984[113]
日本 (n = 372)		平均　0.047	Lee et al. 1999
コムギ			
CCFAC 2006 最大基準値	コムギ粒	0.2	
マカロニコムギ　カナダ	Arcola	0.077 (0.041-0.117)	Wolnik et al. 1983[110]
	Kyle	0.157 (0.244-0.80)	
パンコムギ　カナダ	Genesis	0.038 (0.022-0.061)	
	Katepwa	0.055 (0.029-0.078)	
野菜			
CCFAC 2006 最大基準値			
ばれいしょ		0.1	
根菜, 茎菜		0.1	
葉菜		0.2	
日本 食品中の Cd 含有量　平均			田中ら 1974[98]
葉菜		約 0.05	
果菜		約 0.02	
根菜		約 0.06	
日本ニンジン		0.024 (0.002-0.179)	Lee et al. 1999[61]

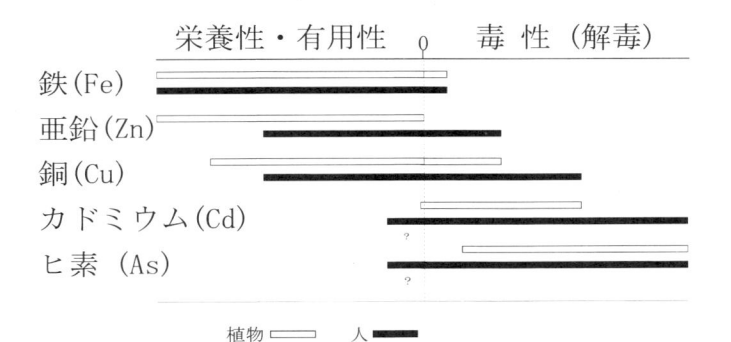

図 3.2　植物と人にとっての重金属の栄養性と毒性

2．植物によるカドミウムの集積

1）植物によるカドミウムの吸収

現在 Cd の人への摂取は，ほとんどが食物を通してである（図3.1）．食物は土壌上で生産される．図3.3に，土壌から植物根への Cd の移行を示した．土壌 Cd は多様な存在形態をもっている．植物による吸収からみると，全土壌 Cd の 10～30％が 1 M 硝酸アンモニウム溶液で抽出される水溶性あるいは交換性の Cd であり，これが土壌溶液に溶けて，Cd^{2+} イオンとして植物に吸収される．土壌全 Cd 含有量を日本の土壌の平均値 0.3 mg/kg とすると，その 10～30％は 0.3～0.9 μmol/kg であり，土壌溶液を土壌の 30％とすると，土壌溶液に溶ける Cd^{2+} のポテンシャルは 1～3 μM となる．土壌溶液中の Cd^{2+} 濃度として，0.09 μM（非汚染地）[51]，0.04～0.32 μM[104] が推定されている．Cd^{2+} 濃度は，pH や共存アニオンの Cl^{-1}，有機酸，あるいは Zn^{2+} などのカチオンによって変動する．イネの湛水栽培土壌では透水性が悪く有機物が多い場合，土壌の酸化還元電位が下がると不溶性の Cd 結合態になり，イネが吸収する Cd^{2+} 濃度は 1/10 以下になる．

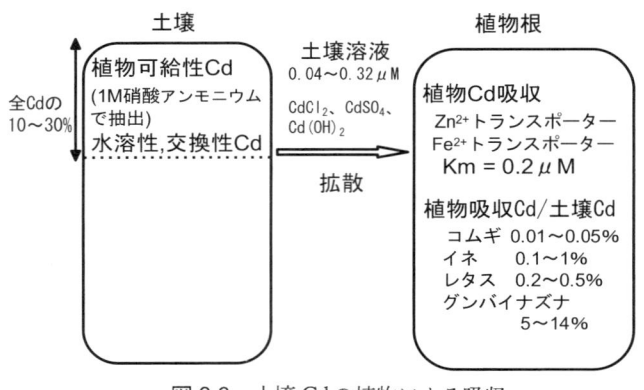

図3.3 土壌 Cd の植物による吸収

植物根による Cd^{2+} の吸収は，1 μM 以下の土壌溶液 Cd^{2+} 濃度では積極的吸収となり，水吸収以上の効率で Cd を吸収し，大部分が植物体内に蓄積される．Cd 吸収の Km 値はイネの根で 0.2～0.4 μM であり（表3.2），コムギで 0.05～0.4 μM（表3.3）である．今のところ Cd を吸収しない植物は報告されておらず，人が食物とする植物種では，全てこの積極的吸収能をもっている．土壌溶液に Cd^{2+} があれば，積極的に吸収され，低濃度の Cd^{2+} の吸収によって植物が障害を受けることはなく，またそれを解毒する能力が備わっている．

表3.2 イネ幼植物による Cd と Zn 吸収の Km 値と Vmax

	Km値 (μM)	Vmax (nmol g^{-1} h^{-1})
Cd の吸収		
培地 Cd 2.23 μM >	0.18	29.5
培地 Cd 2.23 μM <	2.27	54.2
Zn の吸収		
培地 Zn 2.67 μM >	0.37	28.7
培地 Zn 2.67 μM <	5.49	194.1

(Homma and Hirata[40])

表3.3 コムギ幼植物による Cd または Zn 吸収キネティクス

	パンコムギ		マカロニコムギ	
	Km値 (μM)	Vmax (nmol g^{-1} h^{-1})	Km値 (μM)	Vmax (nmol g^{-1} h^{-1})
^{109}Cd の吸収	0.059	33	0.067	38
10 μM Zn 共存下での ^{109}Cd の吸収	0.19	36	0.404	41
^{65}Zn の吸収	2.3	171	3.3	166
10 μM Cd 共存下での ^{65}Zn の吸収	8.1	174	7.0	160

(Hart et al.[34])

穀物や野菜は，土壌溶液に溶解する二価カチオンのCdを吸収する．植物が吸収する二価重金属カチオンにはFe^{2+}，Zn^{2+}，Cu^{2+}，Mn^{2+}などがある．いずれも吸収に働くカチオントランスポーターが同定されているが，Cd^{2+}については，その吸収を特異的に担うトランスポーターが同定されておらず，上述の二価カチオントランスポーターが付随的にCd^{2+}を吸収していると想定される．Zn^{2+}との吸収の競合がコムギ（表3.3）で示されている．Nakanishi et al.[79]はFe欠乏イネでFeトランスポーターシステム(OsIRT1とOsIRT2)がCdを吸収することを示す報告をした．

根に吸収されたCd^{2+}は，根細胞外（アポプラスト）で有機酸などのアニオンと結合して根の中心にある導管に移行する．根細胞内（シンプラスト）に入ったCd^{2+}は，グルタチオン，ファイトケラチン，メタロチオネインと結合して，動きは遅くなる．本間[38),39)]はイネによるCd吸収に対するZnの影響について，イネがZn欠乏状態の時Cdの吸収が多くなること，ZnがCdの10倍程度共存する場合Cdの茎葉への移行が促進されることを見出している．後者についてはZnが根細胞に集積して，Cdが根に蓄積する量が少なくなり，より多くのCdが茎葉部に移行したと考えたのだろう．今日的にいえば，Zn欠乏イネではZnトランスポーターの発現が多くなり，Cdの吸収が多くなったといった表現になろう．後者については，多量のZnの存在で根に吸収されたCdが根細胞内でグルタチオン，ファイトケラチン，有機酸と結合したり，細胞壁への吸着が少なくなり，細胞間をCdが導管を経てさらに茎葉部へ移行したと理解できる．なお，最近Papoyan et al.[85)]はグンバイナズナで高濃度のZnの存在によりCdの茎葉への移行が促進されることを認めている．また，イネの根で放射性^{109}Cdとグルタチオンとの結合体様低分子が検出されている[17)]．さらに，イネの導管液では^{109}Cdとクエン酸との結合体様低分子の存在が示唆されている[14)]．

普通の1年生植物が吸収するCd量は土壌全Cdの0.05～0.5％であり，それは植物が吸収できる土壌Cdの10～30％に比べ極く僅かである（図3.3）．すなわち土壌の可給性Cdの0.5～5％と見積もられる．土壌溶液では有機酸やムギネ酸などと結合したCdの存在も想定できるが，これらの結合体を植物が

表3.4 植物におけるCdの毒性と解毒

毒性のメカニズム
1. 酵素タンパク質に入る.
   Zn, Fe, Mnを含むスーパーオキサイドデスムターゼに入る.
   Caと結合するカルモジュリンへの結合
2. 抗酸化剤グルタチオンと結合し酸化的ストレスを生ずる.
   活性酸素 (H_2O_2) の生成
3. タンパク質のニトロ化の阻害
4. 二価金属イオン (Zn^{2+}, Fe^{2+}, Ca^{2+}) との競合

解毒のメカニズム
1. ファイトケラチンとの結合 PCn-Cd
2. 細胞質 (サイトソル) でメタル結合タンパク質メタロチオネインとの結合

吸収する機能を持っているか不明であり,土壌溶液でフリーイオンであるCd^{2+}が根細胞のトランスポーターによって吸収されていると考えられる(図3.3).

土壌中の遊離イオンCd^{2+}の量は土壌固有の値であるとともに,土壌環境のマネジメントによって大きく変動する.とくに酸化還元電位[46], pH, Cl^{-1}濃度[36]の影響は大きい.これらのことは,植物が吸収する,すなわち植物が集積するCd量の推定が困難なことを示している.植物にはグンバイナズナのように,特異的に超高含有量のCdを集積するものもある.それは土壌全Cdの5～10％となる.しかしこの植物の根によるCd吸収におけるKm値は非Cd高集積植物のイネ,コムギと変わらない(表3.4)[68].この報告では,グンバイナズナの南フランス産エコタイプGangesのCd吸収では,先のイネやコムギで見られたZnとの競合は見られないとして,Cd吸収特有のトランスポーターの存在を示唆した.

2) 植物によるカドミウムの体内移行

植物が吸収したCdは植物器官で蓄積されたり,器官間を移動する.図3.4にその概略を示す.根,茎,果実や子実と,器官が分化した高等植物は特異な栄養システム—植物の栄養構造—を持っている.植物は自律栄養性(オートトロフ)であり,無機栄養素を獲得する戦略をもち,吸収獲得した栄養素を

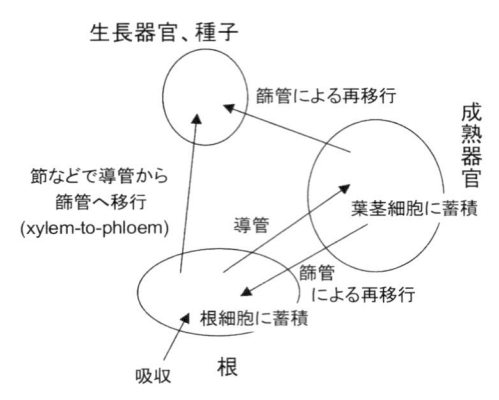

図 3.4 Cd の栄養構造：植物が根から吸収した Cd の移行

植物体内で代謝し，各器官を発達させ，栄養成長から生殖成長に転換し，種子や栄養繁殖体を再生産する．栄養素の体内移行では，導管による一次分配と篩管による代謝産物の二次分配があり，葉や根の連続的生産や種子の再生産では，篩管による代謝産物の移行が重要となる．

積極吸収した Cd は，根の細胞に多く蓄積されるが，一部（10％程度）導管に積み込まれ（loading），茎そして葉へと移行する．導管による移行過程で茎や葉柄の細胞への積み下ろし（unloading）もある．また導管での上昇中，節などで導管－維管束間細胞－篩管へと移行するいわゆる xylem－to－phloem 移行も重要である．イネの節においては木部柔細胞（木部 transfer cell）がこの機能を持つと推定された[49),50)]．またコムギではこの特別な移行に関わる transfer cell が節[82)]と小穂[115)]で発見された．

茎の細胞に蓄積した Cd の一部は再可動化し（remobilization），篩管に積込みされ，新しい葉や根あるいは茎など貯蔵器官に移行する．代謝産物の果実や子実への導管による移行は，導管がこれら器官への接続をほとんどもたないために限られており，篩管による移行が主要である．Cd の，種子への移行でも，篩管による移行が重要と考えられる．

Cd は植物代謝や成長にとって必須性を持たないため，Cd の植物体内での移行では，他の二価元素の移行に付随して移行しているように見える．しかし

最近の知見は，二価元素で最も近い性質を持つとされてきた必須元素の Zn とも違う性質を Cd が持つことが示されている．また他の二価イオンとの競合や，相補性も考えられる．Cd の体内移行は，その独自な性質と，他の代謝産物やイオンとの関連性において考察されなければならない．

作物の Cd 集積には植物種にとって大きな差異があるとされている[57]．このあと植物種ごとに現在までの知見を整理したい．

3）植物におけるカドミウムの毒性と解毒

植物中に吸収された Cd は，一部 Zn の代替機能によって Zn 欠乏時における生育維持の効果があるとの報告もある[104]．たとえば海のある種の珪藻には Zn 欠乏時，Zn の代わりに Cd を含む活性のある酵素タンパク質カルボニックアンヒドラーゼがつくられる[60]．しかし多くの場合，植物のほかの必須金属元素の位置に Cd が入り込み，金属の役割，機能を阻害する（表 3.4）．たとえば Zn フィンガー転写因子の Zn の位置に Cd が入ったり，Ca シグナリングで重要なタンパク質カルモジュリンに Cd が結合する．また過剰の Cd は植物細胞に酸化ストレスを起こす．すなわち活性酸素を消去する Fe, Zn, Mn を含むタンパク質スーパーオキシドデスムターゼの機能を阻害することが考えられる．ほかにも過酸化水素（H_2O_2）の集積が報告されている[12]．またこうした酸化ストレスをポリアミンのスペルミジンやスペルミン[43]やサリチル酸[83]が防御することが示された．植物細胞質（サイトソル）には Cd と結合するタンパク質メタロチオネインが存在する[15]．高濃度 Cd は植物組織のシグナル分子―酸化窒素（NO）やグルタチオンの含有量を低下させ，S-nitrosoglutathione などの生体反応に重要なニトロソチオール化合物の存在量や，それの生成に働く S-nitrosoglutathione reductase などの酵素活性を下げる[5]．

植物細胞に吸収された Cd は，チオール基（SH）をもつ小さなペプチドファイトケラチン（PCn，（γ-Glu-Cys）n-Gly, n = 2-11）に結合され，解毒される（図 3.5）．大量の Cd が吸収されると PC-Cd 結合体は酸性の液胞中に隔離される．PCn を合成する酵素ファイトケラチン合成酵素（phytochelatin synthase）は Cd^{2+}, Cu^{2+}, Zn^{2+} によって誘導される[29]．しかし Cd^{2+} だけが

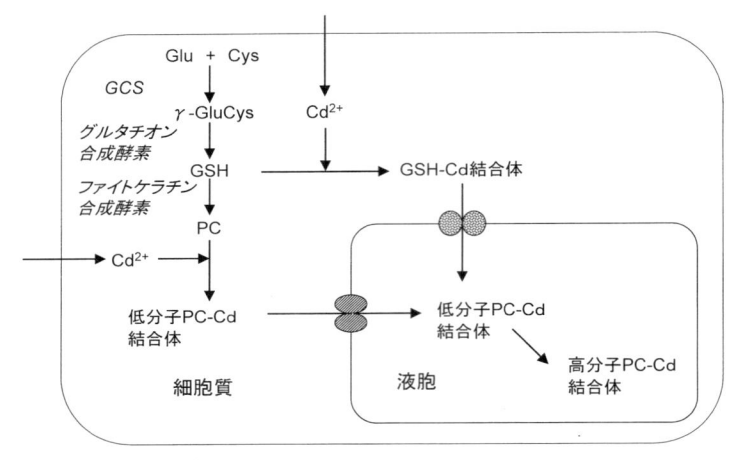

図 3.5　植物細胞におけるファイトケラチン（PC）とCdの結合
（Cobbett and Goldsbrough[15] より改変）

高分子 PCn（$n \geq 4$）を誘導する[104]．PCnは導管を根から茎葉に[25]，篩管を茎葉から根に移行する[11]．このようにPCnの移動はCdが長距離輸送される手段となっている．植物のCd耐性はチオール基の生成と対応している[81]．しかし根の PC–Cd 結合体の寿命は短い（7〜14日）との報告もある[62]．

4）イネのカドミウム集積

人が摂取するCdは，日本ではコメからが半分くらい，その他の食物からが半分くらいである．

イネでは根で吸収したCdの90％を集積する．導管を移行したCdは茎葉や子実に至る（図3.6）．子実の収量に対するCdのネガティブな影響には後述のAsの場合（図3.11）より高い濃度が必要である．イネ玄米のCd含有量は品種によって大きく変動する．一般にジャポニカ系統は低く，インデカ系統は高い[3),67),76)]．Liu et al.[67] は茎葉と玄米Cd含有量の相関，玄米中のN含有量の相関を認めている．さらに Liu et al.[65] は玄米のCd含有量の変動要因は根によるCdの吸収，根から茎葉への移動，そして重要なのは茎葉から玄米への移行であるとしている．

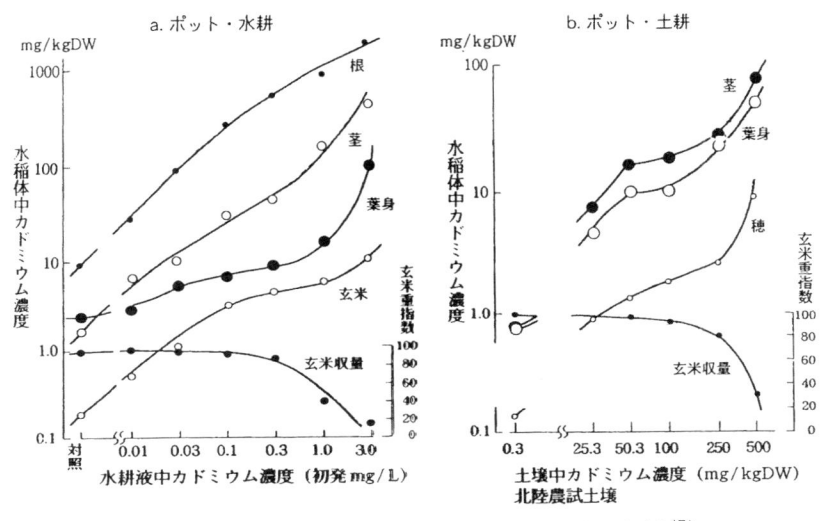

図 3.6　水稲のカドミウム吸収と玄米収量（伊藤・飯村[47]）

イネの子実（コメ）にはイネが吸収した Cd の約 1％が分布するが[47]，どのような経路で子実に入るか？，コメへのこの移行を抑制できないか？興味ある課題となっている．コメへの Cd の移行経路には，穂形成期に吸収され根に一次蓄積したあと導管でコメへ直接入る経路と，生育前半に吸収され導管で葉に送られ，葉で篩管に積み込まれたのち，篩管を経て，コメに入る経路が想定される（図 3.4）．最近の筆者らの研究から，導管が接続されていないコメには，接続のある篩管による Cd の移動が重要であることを推定した[97]．恐らく導管の Cd は，Zn[54] のように節などで導管から篩管へ移行していると推定された．この導管から篩管への移行（xylem-to-phloem transport）は他の栄養元素でも認められる．かって茅野[13]は放射性 ^{109}Cd を用いたトレーサー実験から，出穂 10 日後に吸収した Cd が根に多く集積して，その後まもなく，根蓄積 Cd の一部が玄米に再配分するとした．また弱アルカリ性の篩管液中の Cd は，遊離イオンの形でなく，イネではタンパク質に結合していることを見出した（図 3.7）．Cd 移行の後者の経路では根から導管で茎葉部に運ばれた Cd は，最終的には篩管でコメに移行する．葉や根の細胞中で Cd^{2+} はファイ

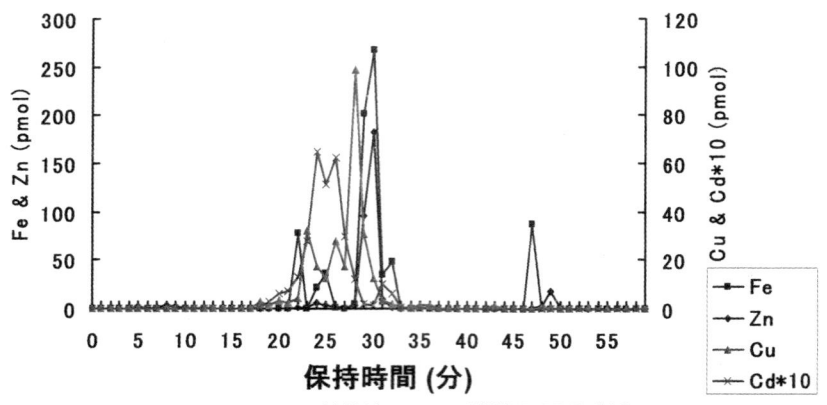

図 3.7　イネ篩管液のサイズ排除 HPLC 分析
（加藤万里代，西山玲子，安藤祐子，有賀智子）

トケラチン（PC）やメタロチオネインと結合しており，篩管で玄米へ移行する特異な Cd はこのような結合体と予想できる．Cd 汚染米では，玄米表層やアリューロン層[100),114)]で多くがフィチン酸と，非汚染米では胚乳で貯蔵タンパク質グルテリン[53),77)]と結合していると考えられている．食物として人が摂取するコメ Cd はこのような結合態の Cd である．

コメへの Cd の集積を減らすには，根による Cd 吸収を抑制すること，根に Cd を蓄積し，再配分を少なくすること，コメへの篩管による Cd の移行を抑制することが考えられる．この戦略とは別のアプローチとして，Li et al.[64)] はイネ種子特異的に PC 合成酵素（phytochelatin syntase, γ - glutamyl-cysteinyl dipeptidyl transpeptidase EC2.3.2.15）遺伝子を RNAi 法で抑制することで，Cd 集積を半分にしたと報告している．このようなイネ種子のバイオテクノロジーとしてダイズ Fe 高含有タンパク質フェリチン遺伝子をイネ種子で発現させ，Fe 含有量を増やしたとの報告がある[27)]．

5）コムギのカドミウム集積

ヨーロッパ，アメリカの主穀物のコムギの子実への Cd の集積は，日本のイタイイタイ病の要因としてイネからの Cd 摂取が予想されて以来，1970 年代から注目されてきた．種子の Cd 含有量はマカロニコムギ（*Triticum turgidum*

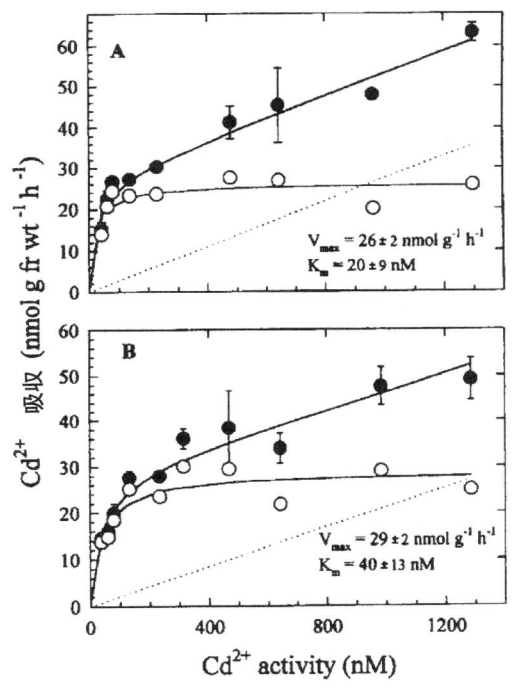

図3.8 パンコムギ (A) とマカロニコムギ (B)
幼植物による Cd 吸収キネティクス (Hart et al.[31])

L. var. *durum*, 2n = 4x) がパンコムギ (*Triticum aestivum* L. 2n = 6x) よりも高いとされている[75]（表3.1）．とくに Zn 欠乏コムギで顕著である[28]．Hart et al.[31] はそれぞれのコムギ品種幼植物における，Cd の吸収と分布について，放射性 Cd の ^{109}Cd を用いて解析した．両者の根による Cd 吸収は，培地 Cd^{2+} 濃度に対して飽和的な Km 値を持った吸収パターンと，濃度に直線的な吸収パターンの合成として示された（図3.8）．前者は Cd^{2+} 吸収トランスポーターによる吸収である．両コムギとも Km 値は低く，マカロニコムギのそれはパンコムギの2倍であった．この Km 値は土壌溶液に存在する低濃度 Cd^{2+} を効率よく吸収するレベルである．時間に依存して根に収着する Cd は，両コムギで変わらず，これは根の細胞壁や細胞膜への吸着が主要因と考えられる．根

に吸収されたCdはその多くが根細胞,とくに液胞画分へ蓄積されると予想される.この蓄積ではチオール(SH)基を多く持つペプチッド,ファイトケラチン(PC)との結合が考えられる(図3.5).

根の細胞間(アポプラスト)を移行したCd^{2+} あるいは根細胞質(サイトソル)から放出されたCdは導管へ放出される.根細胞へのCd^{2+}の吸収,導管へのCd^{2+}イオンの積込みでは競合実験などからZn^{2+}トランスポーターが働いていると予想できる.Zn^{2+}トランスポーターのKm値は2〜3 μMでCd吸収Km値の40倍から50倍である(表3.3).高濃度のZn^{2+}によって低濃度Cd^{2+}の吸収が抑制される.Hart et al.[31]の実験によると,根から地上部への導管による^{109}Cdの移行はパンコムギがマカロニコムギより多い.マカロニコムギ種子のCd集積がパンコムギより大きい理由は篩管によるものと推定された.Hart et al.[34]はコムギの圃場実験でZnの投与でCdの吸収が抑制されることを観察し,両コムギ種を用いてCd吸収Kmに対するZnの効果について水耕実験を行った.その結果は表3.3に示され,Cd吸収Km値がZnによって高まる,すなわちCdとZnの吸収が競合的であることを示した.

Fellerら[37],[92]はパンコムギの成熟葉からの^{109}Cdの移行について,^{65}Zn,^{63}Ni,^{57}Co,^{54}Mnと比較した.^{63}Niや^{65}Znは生長葉や子実にすばやく移行するが,^{54}Mnは全く移行せず,^{109}Cdと^{57}Coは中間の様相でいくらかは移行した.Cakmack et al.[6]はマカロニコムギ幼植物について一枚の成熟葉に添付した^{109}Cdの葉から他器官への篩管移行について,この移行がZnの共存下で少なくなることを示した.篩管へのCd^{2+}の積み込みはZnトランスポーターによると推定した.

Harris and Taylor[30]はCd集積の違う近系統マカロニコムギの成熟葉に与えた^{109}Cdの子実への移行の解析を行い,高子実Cd系統では葉や茎に集積したCdがより多く再可動化して成熟子実へ移行しているとした.最近Hart et al.[32],[33]はマカロニコムギの種子Cdの集積が違う近同質系統(near-isogenic line)を用いて子実へのCd集積要因について解析した.子実や茎葉部のCd含有量は低い系統では高い系統の60〜70%になった.根によるCd吸収のキネテックス(Km, Vmax)は両系統で変わらず,根から茎葉部への移行率が違っ

ていた．根で吸収されたCdが，Cd^{2+}イオンまたはCd-PC結合体として根組織を通って導管に至るところに差因があると予想できる．しかし根細胞でのCdとPCとの結合は根からのCd移行の制限因子でなく[33]，また子実Cd集積と関係しないとの考えもある[94]．

アメリカ北ダコタの0.5 haの圃場でマカロニコムギを栽培し，圃場内の124サイトで採取した子実Cd濃度と土壌の性質（pH, CEC, 有機物量, 可溶性Cl, S, Na）をバリオグラム（variogram）でマップを作成したところ，子実Cdは土壌塩濃度（即ち，土壌Cl^-）と最も関係が深く，土壌Clが多いとCdがより吸収され種子に集積した[111]．スウェーデンでは，圃場コムギへのN施肥は子実のN含有量を増し，子実Cd含有量と相関しているとの報告がある[108]．

Chan and Hale[9]はマカロニコムギのうち種子や茎葉にCdを集積する品種Kyleと低集積品種Arcola（根に集積）（表3.1）における体内^{106}Cd移行の解析を行った．低種子Cd集積Arcolaでは，開花時の根から茎葉へのCd移行が少なく，またそれ以前の時期に吸収したCdの茎葉から根への移行（図3.4参照）が多いことを示している．

コムギ子実のCd集積は篩管によるCd移行がキイであり，また根から導管へのCdの移行も重要である．これらの移行にはZnの存在が大きな影響を与えた．またこのような差異は生育時期でも違うと考えられる．

6) オオムギのカドミウム集積

オオムギによるCdの集積については研究が少ない．後藤（未発表）によれば，汚泥コンポスト施用クロボク土壌の植物可給態（1 M 酢酸アンモニウム液可溶）Cdは土壌全Cdの12～33％（植物可給態Znは全土壌Znの1～7％）であった．オオムギ茎葉のZn含有量は生育とともに低下したが，穂ではZn含有量の変化が少なかった．これに対し，茎葉Cd含有量は生育での変化は少なく，穂Cd含有量は成熟に従って増大した．Znの吸収は生育初期が中心であるが，Cdの吸収は生育後期まであることを示しており，オオムギ子実へのCd集積は生育後半に吸収されたCdが重要と考えられた．

オオムギ幼植物をFe欠で水耕栽培すると，培地から与えたCd^{2+}はより多

く吸収され，逆にFe過剰培地で栽培するとCd^{2+}の吸収は抑制される[58]．さらにKudo et al.[58]はオオムギが根圏に放出したファイトシデロフォア（金属をキレートするアミノ酸）のムギネ酸（MA）は根圏のCdを可溶化するが，オオムギによるMA-Cd結合体の吸収を促進することはないと考えている．

7）トウモロコシのカドミウム集積

栄養成長期のトウモロコシの同系交配系統間ではCdの全吸収量には，差異が小さいが，茎葉部Cd含有率/根Cd含有率の比率には，その比が0.03〜0.72まで大きな差異があり，吸収したCdの体内分配が茎葉部Cd含有量の変異の要因となっている[23]．Zn含有量にはこのような茎葉部/根部の変異は小さい．Wolnik et al.[110]はアメリカのCd非汚染地のトウモロコシ子実のCd含有量品種変異について報告している（表3.1）．

Rauser[91]はトウモロコシ根が吸収した過剰のCdをキレートして解毒する物質の研究を行い，Cdと結合するチオール基を持つファイトケラチン（PC）の高分子型が葉と根の成熟で生成され，根端では低分子型ができることを示した．葉にはCdと結合するクエン酸も認めている．

イネ科植物のトウモロコシでは，根圏のFeなどをキレート化し土壌からのFe吸収を促進する，アミノ酸キレーターのデオキシムギネ酸の放出をCdが促進する．デオキシムギネ酸は根圏のCdを弱くキレートし，植物によるCd吸収を抑制する．それによりCdによるFe吸収阻害を少なくしている[71]．

トウモロコシの葉ではCdの毒性（酸化ストレス）によって活性を失ったタンパク質は，20Sプロテアソームによって分解されることが示唆されている[86]．

8）ダイズのカドミウム集積

ダイズの根は低濃度Cd^{2+}から積極的にCd^{2+}を吸収する．古くCd吸収の見掛けのKm値0.22μMと1.67μMが報告されている[7]．前者が積極的吸収，後者が拡散による吸収とされた．またダイズ根によるCdの吸収ではCu, Zn, Fe, Mnと共通の吸収サイトがあると考えられている．

Arao et al.[3)]はダイズのCd吸収と子実への集積の品種間差をCd汚染土壌を用いた土耕栽培と$1\,\mu$M Cd^{2+}を含む水耕栽培によって調査している．子実Cd含有量の少ない品種では，根によるCd吸収が少ないことと，吸収されたCdが根に留まることに要因があるとした．さらにIshikawa et al.[45)]とSugiyama et al.[95)]の解析をみると，子実へのCdの移行要因は，根への集積，茎葉への蓄積，子実への移行性などと複雑と思われる．川崎ら[48)]の土壌栽培ダイズへの安定同位体^{113}Cd添加実験によれば，ダイズ子実に移行するCdは，粒肥大始め期より以降に吸収したCdの寄与が大きいことを示した．水耕ダイズ（箭田ら[96)]）を用いた実験によれば，生育初期に吸収した^{113}Cdは，葉や葉柄に蓄積し，それが子実成熟期に葉からおそらく篩管により，子実に移行することを示した．

9）ラッカセイのカドミウム集積

Popelka et al.[88)]は，ラッカセイの子実へのCd集積について，根部と果実部へCdの供給によって調査した．果実部から子実へのCdの直接供給は18％，サヤへは32％であり，根部により吸収したものの子実へ供給の寄与は82％，サヤでは68％であった．後者のCd移行では，根から葉部へそして篩管によって果柄を通過して子実にCdが集積したと考えられた．土中のサヤの中にある子実では水の蒸散はおそらく少なく，Cdの，導管による水との共移行は少ないと考えられる．

10）タバコのカドミウム集積

Nicotiana科の中で N. rustica は根にCdを集積させるため，葉へのCd移行は少なく，タバコとなる N. tabacum は葉（とくに成熟した葉）へのCd移行が多い[105)]．葉や根では大半のCdがペプチドに結合している．タバコ培養細胞では細胞質（サイトソル）にクエン酸やリンゴ酸が十分あり，Cd-有機酸結合体が液胞に移行する[56)]．タバコの根でマウスのメタロチオネイン遺伝子を過剰発現すると，葉のCdは対照植物の14％に減った．しかしメタロチオネインによるCdを捕捉する試みはメタロチオネインが他のミネラルとも結合す

11) 野菜，からし菜のカドミウム集積

野菜ではホウレンソウ，レタスなどの葉菜のCd集積が大きい[18]．Lee et al.[61]が日本の各地で収穫されたニンジンとコメのCd含有量を比較したところ，高Cd地域ではコメCd含有量が，ニンジンの2倍程度となった．

コマツナによるCdの吸収では，Cdは根近傍で拡散により移行し吸収される[26]．圃場で栽培された野菜のCd吸収のKm値がモデル計算された[103]．それによるとニンジン12 μM，ダイコン230 μM，ホウレンソウ13 μM，キャベツ36 μM とホウレンソウとニンジンが低濃度Cdを積極的に吸収することが示唆された．

12) Cd超集積植物：グンバイナズナとアラビドプシス

高濃度Cd地帯で，Cdを超高含有量に集積する植物（hyperaccumulator）が発見されている．Cdを集積する植物は日本の高山植物タカネグンバイ（*Thlaspi japonicum* H. Boiss）の仲間のグンバイナズナ（*Thlaspi caerulescens*）で，圃場で収穫した葉の乾燥重kg当たり3600 mg Cdの集積が報告されている．Cdで汚染した土壌Cdの4〜10％を吸収する．また土壌のpHをCdの溶出とグンバイナズナの生育に最適にすれば，土壌全Cdの40％も吸収する[107]．

なぜこのように超高含有率に集積しうるかについて検討されてきた．根に

表3.5 グンバイナズナの二つのエコタイプGanges（南フランス産）とPrayon（ベルギー産）のCdとZn吸収のキネティクス

エコタイプ	Cd吸収		Zn吸収	
	Km値 (μM)	Vmax (nmol g^{-1} h^{-1})	Km値 (μM)	Vmax (nmol g^{-1} h^{-1})
Ganges（Cd高集積）	0.18	160	0.30	179
Prayon	0.26	33	0.92	239

(Lombi et al.[68])

よる Cd の吸収のキネテックスは表3.5に示すように非 Cd 集積植物のイネ(表3.2)やコムギ(表3.3)と変わらない.Zhao et al.[116] によればグンバイナズナの高 Cd 集積エコタイプ Ganges では,Ca チャンネルや Zn, Mn トランスポーターとは違う Cd 特有のトランスポーターが主であろう.また同グループ[69]は Ganges では Fe 欠で Cd 吸収が促進されるので,Fe 吸収トランスポーター(TcIRT1-G)と関係していると報告した.吸収した Cd を根や葉の細胞で無毒化するシステムとして,液胞でのファイトケラチン(PC)との結合が考えられたが,非 Cd 集積植物の T. arvense の方がファイトケラチンを多く生成しており,グンバイナズナの Cd 耐性と関係がないとされた[22].グンバイナズナの根にはメタルと結合しうる His や Cys 残基を多く持ち,メタルを導管に積み込みする重金属 ATPase(TcHMA4)があり,Cd を茎葉部へ効率的に輸送し[84],葉の葉肉細胞の液胞では Cd の集積に伴いリンゴ酸が集積するとの考えもある[102].

最近小さな実験植物 *Arabidopthis thaliana* の仲間 *A. halleri* が Cd や Zn を葉や根に高集積することが知られるようになった[59].*A. halleri* は根では表皮にリン酸 Cd として,葉では突起トライコームや葉肉細胞に Cd を集積する.グンバイナズナも *A. halleri* も植物のサイズが小さい.大面積で土中深くまで汚染した Cd を浄化するには,大きなサイズの植物の利用が必要である.

13) 植物による環境 Cd の浄化(ファイトレメディエーション)

Cd を含むメタルで汚染した土壌を高メタル集積植物を用いて浄化する考えは,1983年 Chaney[10] によって提案された.しかしこれより8年前に舘川[99] が重金属(Cd を含む)を特異的に吸収する植物の利用による除染法について報告している.

超 Cd 集積植物はいずれも植物体のサイズは小さい.しかし吸収した Cd を無毒化するシステムを持っていて,高度 Cd 汚染地に生存できる.このような無毒化の機構(耐性)をサイズの大きな植物に付加すれば,Cd 汚染土壌を浄化することができる(phytoremediation)と考えられる.

カラシナ(*Brassica juncea*)は大きなバイオマスを持ち Cd を集積する植物

への改変に使われている[21]. Zhu et al.[117]は大腸菌のγ-glutamylcysteine synthetase遺伝子を組み込むことによって，Cd耐性が増し茎葉によるCd集積が40〜90％増加した．Gasic and Korban[24]はカラシナにシロイヌナズナのファイトケラチン合成酵素遺伝子（*AtPCS1*）を組み込むことで，Cd耐性が増したが茎葉によるCd集積は増大しなかった．Hasegawa et al.[35]は，ブロッコリーに酵母のメタロチオネイン遺伝子（*CUP1*）を組み込むことで，Cd耐性が増し，Cdの集積も多くなったと報告している．

3．植物によるヒ素の集積

1）植物によるヒ素の吸収

As汚染地域における人が吸収するAsは，飲料水と食物に含まれるAsである（図3.1）．かつて農薬などとして圃場に散布されたAs[55]は食物に吸収されて，人に移行する．地下水がAsで汚染したバングラデシュ[44]やベトナム[87]では地下水の灌水によって栽培されたイネ，コムギ，野菜にAs汚染が報告されている．Asはリンと似た亜金属（metalloid）で，植物が吸収するAsはヒ酸（$H_3AsO_4, H_2AsO_4^-, HAsO_4^{2-}$）で酸素と結合したアニオンでありリン酸に似ている$As^V$と，中性の$As(OH)_3$の形を持つ亜ヒ酸$As^{III}$である．ヒ酸は植物

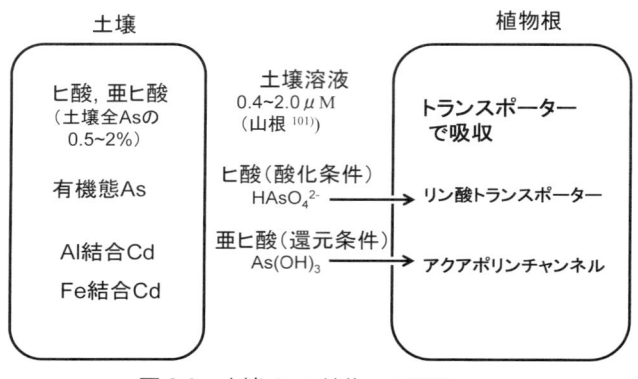

図3.9 土壌Asの植物への吸収

細胞膜にあるリン酸トランスポーターによって吸収される[8]（図3.9）。植物が吸収する他のアニオンミネラルにはホウ酸（$B(OH)_4^-$），モリブデン酸（MoO_4^-）がある。植物が吸収する亜ヒ酸 $As(OH)_3$ のような中性のミネラルには，ホウ酸 $B(OH)_3$ やイネが特異的に吸収するケイ酸（$Si(OH)_4$）があり，アニオントランスポーターやアクアポリンにより吸収される。

2）植物体内でのAsの移行

植物に吸収された As^V は根細胞のヒ酸還元酵素（arsenate reductase）によって亜ヒ酸になり，亜ヒ酸の多くはグルタチオンやファイトケラチンと結合し液胞に移行する（図3.10）。一部は根外（培地）に As^{III} として放出される。トマトでは As^{III} は根や導管の主要化学形態である[112]。茎葉細胞に移行した As^{III} はファイトケラチンと結合する。器官間のAs移行はないと考えられ，篩管液にはグルタチオンとファイトケラチンは存在するがAsの移行はないようである[63]。

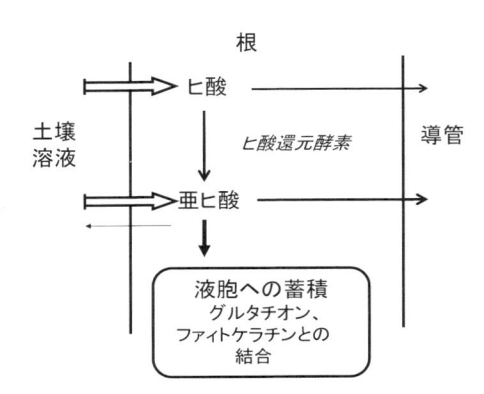

図3.10 根におけるヒ酸の形態変化と地上部への移行

3）植物におけるヒ素毒性と解毒

イネ[1]や野菜[93]では，Asによって生育が阻害されても，クロロシスなど可視害のないことがある。その毒性（いわゆるヒ素中毒 arsenicosis）のメカニズムを表3.6に示した。As^{III} の毒性は As^V より激しい。ヒ酸（As^V）はリン酸

表3.6 Asの植物毒と解毒

毒性のメカニズム
1. As^{III} が膜タンパク質のSH基に結合しタンパク質の活性が変わる.
2. As^{V} はATP合成でリン酸 ($H_2PO_4^-$) と置き換わる.
   核酸代謝などの障害
3. As^{V} と As^{III} の間のレドックス変換で酸化的ストレスを起こす.

解毒のメカニズム
1. As^{V} をメチル化する. DMA (デメチルアルシニック酸) や MA (モノメチルアルソニック酸) の合成. Asの1％以下.
2. As^{III} とファイトケラチン (PC) との結合.
   As^{III}-PC_3, GS-As^{III}-PC_2, As^{III}-GS_3, As^{III}-$(PC_2)_2$, MA-As^{III}-PC_2

のアナログであるために，ATP生産などを阻害する．

植物体内ではヒ酸還元酵素によって As^V は As^{III} に還元されSH基を持つファイトケラチン，グルタチオンと結合（As^{III}-チオール結合体）し，解毒される（図3.10）．

4) イネのヒ素集積

世界でイネによるAsの吸収と毒性について詳しく研究したのはAs汚染地を対象に研究した山根[101]である（図3.11，表3.7）．イネのAs吸収では土壌が酸化条件では As^V が，湛水還元条件では As^{III} が主要なものである．イネは両者を吸収（表3.8）するが As^V の吸収はKm値が低いリン酸トランスポーターによるものであり，リン酸の共存で吸収が阻害される．As^{III} の吸収はKm値がやや高いアクアポリンチャンネルと考えられ[74]，高い基質濃度での吸収量

表3.7 水稲の部位別ヒ酸含有量（島根県笹ヶ谷鉱山周辺水田）
(mg/kg ADW)

場所名	土壌[a]	根[b]	桿	葉鞘	葉身	玄米
長福	216.1	970	11.7	5.9	10.5	0.20
中川	140.3	424	10.2	5.2	8.2	0.15
内美	24.7	326	10.1	4.3	11.4	0.22

a：全As，b：根の表面に付着したものを含む． (山根忠昭[101])

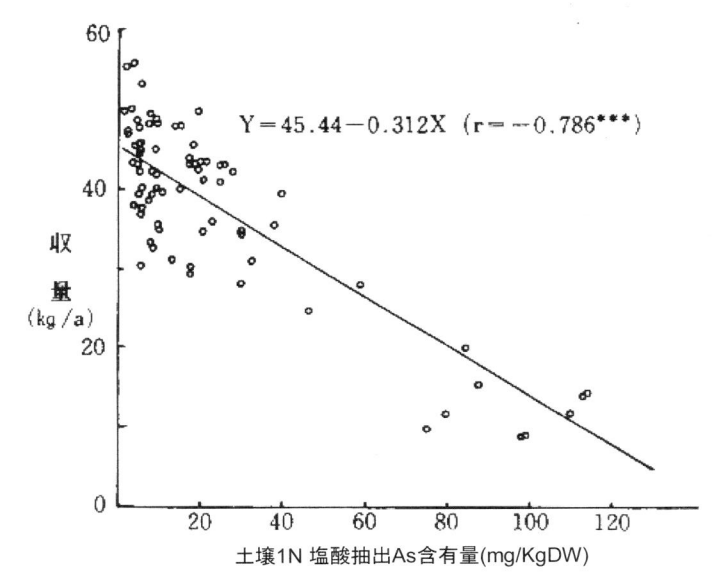

$Y = 45.44 - 0.312X \ (r = -0.786^{***})$

図3.11 島根県笹ケ谷鉱山周辺の水田における土壌可溶性ヒ素含有量と玄米収量との関係 (山根忠昭[101])

表3.8 イネのAs^VとAs^{III}吸収のキネチックス

イネの系統	As^Vの吸収		As^{III}の吸収	
	Km (μM)	Vmax (nmolg^{-1}h^{-1})	Km (μM)	Vmax (nmolg^{-1}h^{-1})
雨季品種	5.9 ± 1.2	132 ± 13	23 ± 10	175 ± 34
乾季品種	6.3 ± 2.6	97 ± 10	16 ± 3	120 ± 6

(Abedin et al.[2])

はAs^Vの吸収より高くリン酸共存による阻害はない[2]．根に吸収されたAsは，根細胞でグルタチオンを電子供与体としたヒ酸還元酵素（OsACR）[19]により還元されAs^{III}となり[20]，ファイトケラチンと結合して根細胞の液胞に蓄積するが，一部は地上部へ移行する．このようにして茎葉部にさらに最終的には子実に集積する．子実への集積は少ないが，茎葉への分配については，あ

まり多くないとの日本での報告（表3.7）と，根と同じ含有量まで集積するとのバングラデシュでの報告[1]がある．最近バングラデシュイネについての解析は吸収されたAsの多くが根に蓄積することを示している[90]．種子のうち，導管移行を示すモミガラのAs含有量は玄米より高く，精米によって含有量は低下する[90]．中国のLiu et al.[66]によれば根による吸収や茎葉部へのAsの移行には品種間差があるとしている．コメや野菜のAs集積を減らすには，根へのAsの吸収を抑制することと地上部へのAs移行率を減らすことである．

5）ヒ素超集積植物

最近Asを葉部（fronds）に高濃度（1400〜7500 mg kg^{-1} 乾燥重）に集積するシダ植物 *Pteris vittata* が発見された[70]．広いシダ植物種の調査でAsを1000 mg/kg以上に高集積する植物種と，*P. straminea* や *P. tremula* のように集積しない植物種が見出された．高As集積はシダ植物の進化では後期に生じたと考えられた[72]．放射性 ^{73}As をトレーサーとして用いた *P. vittata* 根によるAs^{V}吸収のキネティックスは表3.9に示した通りで，非As集積シダ植物 *Nephris exaltata* よりもKm値が低く，Pi（リン酸）は競合的にAs^{V}の吸収を阻害し30 μM Piの共存によってKm値は上昇する[89]．根にリン酸トランスポーターで吸収されたAs^{V}は，根でAs^{III}に還元され，おそらく水のアナログとしてアクアポリンチャンネルによって導管に積極的に移行する．*P. vittata* が葉部にAsを多集積するのは，根による高いAs吸収量と，根で沈着せず葉部に移行するためと考えられる．*P. vittata* のAs^{III}の吸収速度はAs^{V}の10％

表3.9　As集積シダ植物 *P. vittata* と非集積植物 *N. exaltata* のAs^{V}吸収のキネティクス（30 μMのリン酸の存在，非存在で調べられた）

植物種	Km値（μM）		Vmax（nmol g^{-1} h^{-1}）	
	0 μM Pi	30 μM Pi	0 μM Pi	30 μM Pi
P. vittata	1.1	6.8	12.0	9.5
N. exaltata	9.9	19.9	14.4	9.7

（Poynton et al.[89]）

であり，As^V の吸収と違い，Pi欠乏やPiの共存により As^{III} の吸収は影響を受けない．*P. vittata* 葉部に存在するAsの49～94％はリン酸バッファー可溶性であり，その85％以上は As^{III} であった[106].

4. カドミウム，ヒ素の人への摂取

食品中のCdは，有機物と結合している．コメへは高システイン含有タンパク質メタロチオネイン様物質と結合して移動し，胚乳中ではタンパク質と結合している．日本の作物重金属分析のパイオニア，北岸ら[53]はグルテリンとの結合を報告している．葉菜類では根からクエン酸などと結合して葉部に集積し，葉ではSH含有化合物ファイトケラチンなどと結合して細胞の液胞に集積している．人はタンパク質やファイトケラチンと結合したCdを摂取し，腸ではおそらくCdイオンとして二価金属トランスポーターによって吸収される（図3.12）．

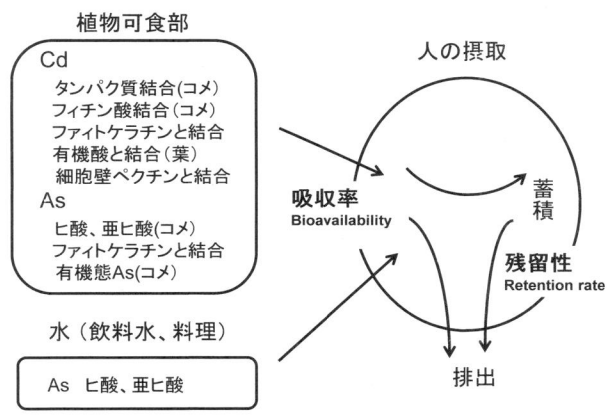

図3.12　CdとAsを含む食物，水から人の摂取

食品Cdの吸収率は2～8％と考えられ，食品Feの吸収率60％，食品Znの吸収率75％と比較すると1/10である．最近のHoriguchi *et al.*[41]のレポートによると，Cdの吸収率は年齢に関連し，20～30才では44％，40～59才では1％，60～79才では−5.9％であり，全平均は6.5％となった．人体へのCd吸収量を制御する食物側の因子として表3.10に示したように，たとえばコメ

表3.10 人への摂取に関わる食物サイドの要因

① コメのCd, As含有量には大きな変異がある
日本（水稲）のコメ Cd含有量（Arao and Ae 2003）
0.02～0.15 mg/kg

コメのAs含有量（Williams et al. 2005）
インド　バスマチー米　　　　0.05 mg/kg
アメリカ　長粒米　　　　　　0.26 mg/kg（n=7）
バングラデシュ，ヨーロッパ米　0.13～0.18 mg/kg

② Cd吸収率や体内残存率は共存成分で変わる
コメのFe, Zn, Caなどの低含有量はCd吸収率，残存率を高める．
フィチン酸，シュウ酸，クエン酸，ファイバー，タンパク質など
金属結合物質はCd吸収率を下げる．

のCd含有率には大きな変異があり，また共存成分に違いもあるため，吸収量や残存性は変わってくる．

陸生食品中のAsはファイトケラチンなどとの結合体と，無機態のヒ酸，亜ヒ酸である．飲料水のAsはヒ酸（As^V）と亜ヒ酸（As^{III}）である．これらの形で人に摂取されるが，無機態Asの毒性が高い．コメAsのブタへの吸収率は約80％と報告されている[16]．As汚染では，イネに吸収したAsの少量がコメに集積するが，茎葉には相当量集積するので（表3.8），茎葉を飼料として利用するとき，家畜のミルクへのAs移行に注意しなければならない[73]．Willems et al.[109]はヨーロッパ，バングラデシュ，インド，アメリカのコメ品種中のAsの形態分析を報告している．コメAsの主な形態はAs^{III}，As^V，DMA（デメチルアルシン酸）である．ヨーロッパ，バングラデシュ，インドのコメでは65％以上がAs^VとAs^{III}であり，アメリカのコメは55％以上がDMAであった．

5．あとがき

植物のCd問題については，2000年8月東京大学植物栄養・肥料学教授に就任して勉強することとなった．30年以上前，当研究室で，私は植物の窒素同化・代謝の研究をしていた．その頃，若い院生，本間美文さんが，イネによるカドミウムと亜鉛の吸収の関連を多数のポット試験やアイソトープによっ

て研究していた[38]．そしてイネのCd吸収ではKm値0.18 μMであり，Znの吸収Km値0.37 μMより小さいことを示した[40]．当時イネを中心に原子吸光法による重金属の分析，ラジオアイソトープを用いた重金属元素の移行の研究が行われていた．北岸碓三，飯村康二，茅野充男先生がリードされ，基盤となるデータがとられた．小生がつくばの国立公害研究所，そして3年後農水省農業技術研究所で研究を進めていた頃，農技研には北岸先生がニュージランドから購入された原子吸光のマシンがあった．それから25年たち，小生は東大の植物栄養・肥料学研究室に移ってきた．東大には茅野先生が始められ，林浩昭博士が継続されていた，イネ篩管液の解析手法があった．学生たちの中から，イネ篩管液のミネラルの研究をしたいとの希望が出てきた．田中憲典さんのイネ篩管液からCd検出が始まり，加藤万里代さんのイネ篩管液のCdそしてFeの化学形態の研究，そして西山玲子さんのZnの研究，安藤祐子さんのCuの研究と進んだ．

　本稿をまとめるに当たって，日本のイネによるCd集積の研究が学位論文となった舘川洋博士[100]，故本間美文博士[38]の業績，As集積研究のパイオニアである山根忠昭博士[101]の業績に改めて敬意を表します．また本稿に多くの示唆を与えた浅見輝男先生のイネCd研究のまとめ[4]，織田久雄博士，荒尾知人博士の総説[80]に感謝いたします．

文　献

1) Abedin M.J., Cresser M.S., Meharg A.A., Feldmann J. and Cotter-Howells J. : Environ. Sci. Technol. 36, 962-968 (2002)

2) Abedin M.J., Feldmann J. and Meharg A.A. : Plant Physiol. 128, 1120-1128 (2002)

3) Arao T., Ae N., Sugiyama M. and Takahashi M. : Plant and Soil 251, 247-253 (2003)

4) 浅見輝男 : カドミウムと土とコメ，アグネ技術センター(2005)．

5) Barroso J.B., Corpao H.J., Carreras A., Rodríquez-Serrano M., Esteban F.J., Fernández-Ocaña A., Chaki M., Romero-Puertas M.C., Valderrama R.,

Sandallo L.M., del Río L.A. : J. Exp. Bot. 57, 1785-1793 (2006)
6) Cakmck I., Welch R.M., Erenoglu B., Römheld V., Norvell W.A. and Kochian L.V. : Plant and Soil 219, 279-284 (2000)
7) Cataldo D.A. and Wildung R.E. : Environ. Health Perspect. 27, 141-159 (1978)
8) Catarecha P., Segura M.D., Franco-Zorrilla J.M., García-Ponce B., Lanza M., Solano R., Paz-Ares J. and Leyva A. : Plant Cell 19, 1123-1133 (2007)
9) Chan D.Y. and Hale B.A. : J. Exp. Bot. 55, 2571-2579 (2004)
10) Chaney R.L. : In Land Treatment of Hazardous Wastes, Noyes Data Corporation, Park Ridge, 50-77 (1983)
11) Chen A., Kornives E.A. and Schroeder J.I. : Plant Physiol. 141, 108-120 (2006)
12) Chen J., Zhu C., Lin D. and Sun Z.X. : Canad. J. Plant Sci. 87, 49-57 (2007)
13) 茅野充男：土肥誌 44, 204-210 (1973)
14) Chino M. and Baba A. : J. Plant Nutr., 3, 203-214 (1981)
15) Cobbett C. and Goldsbrough P. : Phytochelatins and metallothioneins : Annu. Rev. Plant Biol. 53, 159-182 (2002)
16) Correll R., Huq S.M.I., Smith E., Owens G. and Naidu R. : In Managing Arsenic in the Environment from Soil to Human Health, CSIRO Publishing 255-271 (2006)
17) Dabin P., Maratante E., Mousny J.M. and Myttenaere C. : Plant and Soil 50, 329-341 (1978)
18) Davis R.D. and Carlton-Smith C. : Water Research Centre, Stevenage T.R. 140 (1980)
19) Dhankher O.P., Robsen B.P., Shi J., Salt D., Senecoff J.F., Sashti N.A. and Meagher R.B. : Nature Biotechnol. 20, 1140-1145 (2002)
20) Duen G.-L., Zhou Y., Tong Y.-P., Mukhopadhyay R., Rosen B.P. and Zhu Y.-G. : New Phytol. 174, 311-321 (2007)
21) Ebb S., Lasat M.M., Brady D.J., Cornish J., Gordon C.R. and Kochian L.V. : J. Environ. Qual. 26, 1424-1430 (1997)

22) Ebb S., Lau I., Ahner B. and Kochian L. : Planta 214, 635-640 (2002)
23) Florijn P.J. and van Beusichem M.L. : Plant and Soil 150, 25-32 (1993)
24) Gasic K. and Korban S.S. : Plant Mol. Biol. 64, 361-369 (2007)
25) Gong J.-M., Lee D.A. and Schroeder J.I. : Proc. Natl. Acad. Sci. USA, 100, 10118-10123 (2003)
26) Goto S., Hayashi H., Yoneyama T. and Chino M. : Soil Sci. Plant Nutr. 49, 735-739 (2003)
27) Goto F., Yoshihara T., Shigemoto N., Taki S. and Takaiwa F. : Nat. Biotechnol. 17, 282-286 (1999)
28) Grant C.A., Buckley W.T., Balley L.D. and Selles F. : Canad. J. Plant Sci. 78, 1-17 (1998)
29) Grill E., Loffler S., Winnacke E.L. and Zenk M.H. : Proc. Natl. Acad. Sci. USA 86, 6838-6842 (1989)
30) Harris N.S. and Taylor G.J. : J. Exp. Bot. 52, 1473-1481 (2001)
31) Hart J.J., Welch R.M., Norvell W.A., Sullivan L.A. and Kochian L.V. : Plant Physiol. 116, 1413-1420 (1998)
32) Hart J.J., Welch R.M., Norvell W.A., Clarke J.M. and Kochian L.V. : New Phytol. 167, 391-401 (2005)
33) Hart J.J., Welch R.M., Norvell W.A. and Kochian L.V. : New Phytol. 172, 261-271 (2006)
34) Hart J.J., Welch R.M., Norvell W.A. and Kochian L.V. : Physiol. Plant. 116, 73-78 (2002)
35) Hasegawa I., Terada E., Sunairi M., Wakita H., Shinmachi F., Noguchi A., Nakajima M. and Yazaki J. : Plant and Soil 196, 277-281 (1997)
36) Hattori H., Kuniyasu K., Chiba K. and Chino M. : Soil Sci. Plant Nutr. 52, 89-94 (2006)
37) Herren T. and Feller U. : Ann. Bot. 80, 623-628 (1997)
38) 本間美文：イネのカドミウム吸収機構に関する研究，東京大学農学系大学院博士論文 (1984).

39) 本間美文, 平田 熙：土肥誌 47, 314-320 (1976)
40) Homma Y. and Hirata H. : Soil Sci. Plant Nutr. 30, 527-532 (1984)
41) Horiguchi H., Oguma E., Sasaki S., Miyamoto M., Ikeda Y., Machida M. and Kayama F. : Toxicology and Applied Pharmacology 196, 114-123 (2004)
42) Hormand M.F., Tjell J.C. and Mosbaek H. : Environ. Pollut. (A) 30, 27-38 (1983)
43) Hsu Y.T. and Kao C.H. : Plant and Soil 291, 27-37 (2007)
44) Hug S.M.I., Correll R. and Naidu R. : In Managing Arsenic in the Environment from Soil to Human Health. Ed. by Naidu R. et al. CSIRO Publishing, 283-293 (2006).
45) Ishikawa S., Ae N., Sugiyama M., Murakami M. and Arao T. : Soil Sci. Plant Nutr. 51, 101-108 (2005)
46) 伊藤秀文, 飯村康二：土肥誌 46, 82-88 (1975)
47) 伊藤秀文, 飯村康二：北陸農試報 19, 71-139 (1976)
48) 川崎 晃, 織田久男, 山田宗孝：土肥誌 75, 667-672 (2004)
49) 川原治之助, 長南信雄, 松田智明：日作紀, 43, 389-401 (1974)
50) 川原治之助, 長南信雄, 松田智明：日作紀, 44, 61-67 (1975)
51) Keller C. : Commun. Soil Sci. Plant Anal. 26, 1621-1636 (1995)
52) Kikuchi T., Okazaki M., Toyota K., Motobayashi T. and Kato M. : Chemosphere 67, 920-927 (2007)
53) 北岸確三, 太橋望東生, 東海裕作, 梅林正直：三重大学環境科学研究紀要 1, 129-141 (1976)
54) 北岸確三, 小畑 仁：三重大学環境科学研究紀要 4, 59-65 (1979)
55) 小山雄生：土肥誌 46, 491-502 (1975)
56) Krotz R.M., Evangelon B.P. and Wagner G.J. : Plant Physiol. 91, 780-787 (1989)
57) Kuboi T., Noguchi A. and Yazaki J. : Plant and Soil 92, 405-415 (1986)
58) Kudo K., Kudo H. and Kawai S. : Soil Sci. Plant Nutr. 53, 259-266 (2007)
59) Küpper H., Lombi E., Zhao F.-J. and McGrath S.P. : Planta 212, 75-84

(2000)

60) Lane T.W. and Morel F.M.M. : Proc. Acad. Sci. USA 97, 4627-4631 (2000)
61) Lee Y.Z., Suzuki S., Kawada T., Warg J., Koyama H., Rivai I.F., and Herawati N. : Bull. Environ. Contam. Toxicol. 63, 711-719 (1999)
62) Leopold I, Günther D., Schmidt J. and Neumann D. : Phytochemistry 50, 1323-1328 (1999)
63) Li Y., Dankher O.P., Carrira L., Smith A.P. and Meagher R.B. : Plant Physiol. 141, 288-298 (2006)
64) Li J.-C., Guo J.-B., Xu W.-Z. and Ma M. : J. Integrative Plant Biol. 49, 1032-1037 (2007)
65) Liu J., Qian M., Cai G. Yang J. and Zhu Q. : J. Hazardous Materials 143, 443-447 (2007)
66) Liu W.-J., Zhu Y.-G., Smith F.A. and Smith S.E. : New Pytol. 162, 481-488 (2004)
67) Liu J.-L., Zhuo Q., Zhang Z., Xu J., Yang J. and Wong M.H. : J. Sci. Food Agric. 85, 147-153 (2005)
68) Lombi E., Zhao F.J., McGrath S.P., Young S.D. and Sacchi G.A. : New Phytol. 149, 53-60 (2001)
69) Lombi E., Tearall K.L., Howarth J.R., Zhao F.-J., Hawkesford M.J. and McGrath S.P. : Plant Physiol. 128, 1359-1367 (2002)
70) Ma L.Q., Komar K.M., Tw C., Zhang W. and Cai Y. : A fern that hyper-accumulate arsenic. Nature 409, 579 (2001)
71) Meda A.R., Scheuermann E.B., Prechsl U.E., Erenoglu B., Schaaf G.., Hayen H., Weber G., and von Wirén, N. : Plant Physiol. 143, 1761-1773 (2007)
72) Meharg A.A. : New Phytol. 157, 25-31 (2003)
73) Meharg A.A. : In Managing Arsenic in the Environments from Soil to Human Health, R. Naidu ed. PP. 273-282, CSIRO Publishing (2006)
74) Meharg A.A. and Jardine L. : New Phytol. 157, 39-44 (2003)
75) Meyers M.W., Fricke F.L., Holmgren G.G., Kubota S.J., Chaney R.L. :

Agronomy Abstracts 34 (1982)

76) 森下豊昭, 西　知己, 香川邦雄, 太田安定：土肥誌57, 293-296 (1986)
77) Moritsugu M. : Berichte des Ohara Instituts für Landwirtschaftliche Biologie, 12, 251 (1964)
78) Nabais C. *et al.* : In Metals in the Environment, M.N.V. Prasad ed., Mercel Dekker, 367-400 (2001)
79) Nakanishi H., Ogawa I., Ishimaru Y., Mori S. and Nishizawa N.K. : Soil Sci. Plant Nutr. 52, 464-469 (2006)
80) 織田（渡辺）久男, 荒尾知人：土肥誌 77, 439-449 (2006)
81) Obata H. and Umebayashi M. : Plant and Soil 155/156, 533-536 (1993)
82) O'Brien T.P., Zee S.Y. and Swift J.G. : Aust. J. Biol. Sci. 23, 709-712 (1970)
83) Panda S.K. and Patra H.K. : Acta Physiologiae Plantarum, 29, 567-575 (2007)
84) Papoyan A. and Kochian L. : Plant Physiol. 136, 3814-3823 (2004)
85) Papoyan A., Piñeros M. and Kochian L.V. : New Phytol. 175, 51-58 (2006)
86) Pena L.B., Pasquini L.A., Tomaro M.L., Gallego S.M. : Phytochemistry 68, 1139-1146 (2007)
87) Phuong N.M., Kang Y. and Sakurai K. and Sugihara M. : Abstracts of ESAFS 8, p.99 (2006)
88) Popelka J.C., Schuberts, Schlz R. and Hansen A.P. : Angew. Bot. 70, 140-143 (1996)
89) Poynton C.Y., Huang J.W., Blaylock M.J., Kochian L.V. and Elless M.P. : Planta 219, 1080-1088 (2004)
90) Rahman M.A., Hasegawa H., Rahman M.M., Rahman M.A. and Miah M.A.M. : Chemosphere 69, 942-948 (2007)
91) Rauser W.E. : New Phytol. 158, 269-278 (2003)
92) Riesen O. and Feller U., : J. Plant Nutr. 28, 421-430 (2005)
93) Shaibur M.R., Hug S.M.I. and Kawai S. : Abstracts of ESAFS 8, p. 100 (2007)
94) Stolt J.P., Sneller F.E.C., Bryngelsson T., Lundborg T. and Schat H. : Environ. Exp. Bot. 49, 21-28 (2003)

95) Sugiyama M., Ae N. and Arao T. : Plant and Soil 205, 1-11 (2007)
96) 箭田佐衣子, 織田久雄, 川崎　晃 : Biomed. Res. Trace Element 15, 292-294 (2004)
97) Tanaka K., Fujimaki S., Fujiwara T., Yoneyama T. and Hayashi H. : Soil Sci. Plant Nutr. 53, 72-77 (2007)
98) 田中之雄, 池辺克信, 田中涼一, 国田信治 : 食衛誌, 15, 313-319 (1974)
99) 舘川　洋 : 農業土木学会誌, 43, 674-677 (1975)
100) 舘川　洋 : 福島県における水田の重金属, とくにカドミウム汚染の解析とその対策に関する研究, 福島県農業試験場特別報告 1, 1-64 (1978)
101) 山根忠明 : 水稲におけるヒ素被害の発生機構と対策, 島根農研報 24, 1-95 (1989)
102) Ueno D., Ma J.M., Iwashita T., Zhao F.-J. and McGrath S.P. : Planta 221, 928-936 (2005)
103) Verma P., George K.V., Singh H.V. and Singh R.N. : Applied Mathematical Modeling 31, 1652-1661 (2007)
104) Wagner G.J. : Adv. Agron. 51, 173-212 (1993)
105) Wagner G and Yeargan R. : Plant Physiol. 82, 274-279 (1986)
106) Wang J., Zhao F.-J., Meharg A.A., Raab A., Feldmann J., and McGrath S.P. : Plant Physiol. 130, 1552-1561 (2002)
107) Wang A.S., Angle J.S., Channey R.L., Delorme T.A. and Reeves R.D. : Plant and Soil 281, 325-337 (2006)
108) Wångstrand H., Eriksson J. and Öborn I. : Europ. J. Agronomy 26, 209-214 (2007)
109) Williams P.N., Price A.H., Raab A., Hossin S.A., Feldman J. and Meharg A.A. : Environ. Sci. Technol. 39, 5531-5540 (2005)
110) Wolnik K.A., Fricke F.L., Caper S.G., Braude G.L., Meyer M.W., Satzger R.D. and Bonnin E. : J. Agric. Food Chem. 31, 1240-1244 (1983)
111) Wu J., Norvell W.A., Hopkins, D.G. and Welch R.M. : Soil Sci. Soc. Am. J. 66, 268-275 (2002)

112) Xu X.Y., McGraph S.P. and Zhao F.J. : New Phytol. 176, 590-599 (2007)
113) 柳澤宗男, 新村善男, 山田信明, 瀬川篤忠, 喜田健治 : 富山農試研報, 15, 1-110 (1984)
114) 吉川年彦, 日下昭二, 直原 毅, 吉田徹志 : 土肥誌 48, 523-528 (1977)
115) Zee S.Y. and O'Brien T.P. : Aust. J. Biol. Sci. 24, 35-39 (1971)
116) Zhao F.-J., Hamon R.E., Lombi E., McLaughlin M.J. and McGrath S.P. : J. Exp. Bot. 53, 535-543 (2002)
117) Zhu Y.L., Pilon-Smits E.A.H., Tarun A.S., Weber S.U., Jouanin L. and Terry N. : Plant Physiol. 121, 1169-1177 (1999)

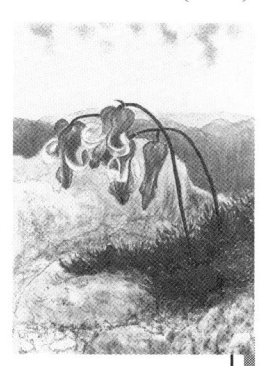

第4章
コーデックスの状況とわが国の取り組み

瀬 川 雅 裕
農林水産省 消費・安全局農産安全管理課 調査官

はしがき

　食品安全行政にとって国民の健康保護が最も重要な課題である．これらを実現するために二つの大きな理念が国際的に主流となっている．

　一つは「農場から食卓まで」，すなわち食品の一次生産から消費までを一体的にカバーする施策，フードチェーンアプローチである．1999年にヨーロッパにおいて食肉や卵のダイオキシン問題が起こり大きな問題となった．この事件はベルギー産の肉製品や乳製品などの輸入が一時中断するなどわが国にも大きな影響を与えた．ダイオキシン類に汚染された廃油が飼料に混入されたことが原因であることが判明し，食品の安全性確保においてフードチェーンを遡った対策の必要性が改めて認識された．

　もう一つが，健康被害が顕在化してからその後始末をするのではなく，科学に基づきリスクを事前に把握し，未然防止を図るためのリスク分析の導入である．国際的な食品規格を作成するコーデックス委員会において食品安全

に係るリスク分析の枠組みが示されている.

わが国では2003年に食品安全基本法が制定され,上記の二つの理念が食品安全行政の基本理念に反映されることとなった.農林水産省においても食品の安全性に関するリスク管理の標準的な作業手順を定め[1]、リスク分析に基づいた取り組みを進めている.

カドミウムなど重金属などの問題に対しても,これまでは鉱山排水などによる一部の高濃度の環境汚染地域における健康被害(カドミウム)や農産物の生育阻害(ヒ素,銅)を契機とした対策が実施されてきたが,近年はこれらに加えて,コーデックス委員会における基準値の検討などの国際的な動向を踏まえ食品安全の観点から取り組まれている.すなわち,現在において,重金属などの環境汚染物質の問題は公害対策だけでなく食品安全対策の観点からアプローチされる課題となっている.

1. コーデックス委員会の状況

1) コーデックス委員会

コーデックス委員会はFAO(国連食糧農業機関)とWHO(世界保健機構)が消費者の健康保護と食品の公正な貿易の確保を目的に1962年に設立した機関で国際的な食品規格(コーデックス規格)などを作成している.コーデックス委員会の国際規格は各国に対する勧告であり拘束力はない.しかしながら,世界貿易機関の「衛生植物検疫措置の適用に関する協定」(SPS協定)では,各国が独自にリスク管理措置を採用することは各国の権限であるとする一方,

① 各国が食品安全に係る措置を導入する場合にはコーデックス規格がある場合にはこれに基づくこと
② 食品安全に係る措置はコーデックス委員会の定めたリスク評価法に基づくこと
③ コーデックス規格よりも厳しい水準の措置をとる場合には科学的な証明が必要なこと

などを定めている.このため,各国は自国の食品生産の実態や食品消費など

に関する科学的なデータを提供し，コーデックス規格の策定に積極的に取り組むことが求められている．

2) リスク分析

1991年にFAO/WHOがコーデックス委員会に対しリスクアセスメントを活用することを勧告した．これに対してコーデックス委員会は2003年に「コーデックス委員会の枠組みにおいて適用されるリスク分析の作業原則」を採択している．残留農薬や汚染物質などコーデックス委員会の分野ごとの具体的な作業原則も整備されつつあり，また，最近，各加盟国がリスク分析を行う際の参考となるよう加盟国向けの作業原則の文書もコーデックス委員会の作業原則をベースとして作成されている．

リスク分析は，リスクマネージメント，リスクアセスメント，リスクコミュニケーションの三つから構成されている．このうち，リスクマネージメントはリスク管理機関が，リスクアセスメントはリスク評価機関が実施することになる．コーデックス委員会における汚染物質のリスクアセスメントはコーデックス委員会から独立した機関であるFAO/WHO合同食品添加物専門家会議（JECFA）が行う．JECFAは毒性学などの専門家から構成されており，コーデックス委員会からの依頼に基づき汚染物質の毒性評価や食品からの摂取量評価を実施する．

リスクアセスメントが行われて初めてリスクマネージメントが実施されるという誤解もあるが，リスクマネージメントの一連のプロセスの最初の部分である初期作業はコーデックス委員会が担い，この初期作業に基づきリスク評価機関に具体的なリスクアセスメントを依頼する仕組みになっている．汚染物質については，JECFAにリスクアセスメントを依頼する物質の優先度リストの作成や，各国の汚染実態データ，低減方法に関する情報，各国の基準値などの情報，サンプリング方法などを収集した討議文書の作成がコーデックス委員会で行われている．また，リスク管理措置に関する決定は，必ずしも基準値の設定といった具板的な措置だけに限られない．措置を講じずにモニタリングを実施していくこともリスク管理措置のオプションとなっている．

リスクアセスメントは，ハザード同定，ハザードの特性付け，暴露評価（摂取量評価）とリスク判定の四つから構成されている．このうち前2者はリスクアナリシスの枠組みが作られる前から毒性評価あるいは安全性評価と呼ばれて実施されてきたものである．例えば農薬や食品添加物では許容摂取量（ADI）を，汚染物質では暫定耐容摂取量（PTDIあるいはPTWI）を求めるものである．これに対して摂取量評価は食品を経由した汚染物質の摂取量を推定するもので，このためには食品中に含まれる汚染物質の濃度と食品の消費量のデータが必要である．毒性評価と摂取量評価があって初めてリスクが把握できるのである．例えば毒性の強い汚染物質，すなわち暫定耐容摂取量の小さい物資でも，それに比べて摂取量が十分に少なければリスクは小さいし，暫定耐容摂取量の比較的大きい物質でも摂取量が多ければリスクは大きいことになる．摂取量評価には，代表的な摂取量（例えば国民全体の平均値や中央値）が用いられる場合が多いが，最近では確率論的な手法を用いて摂取量の分布を推定することも行われている．これにより特定の食品を偏って食べているような人も含めてリスクが推定できるようになってきている．

3）汚染物質のリスク管理

汚染物質は分析化学の進歩や毒性学上の新たな知見の集積によって新たな食品の安全性の課題としてクローズアップされている．従来，コーデックス委員会では食品添加物・汚染物質部会（CCFAC）で食品添加物と汚染物質の両者の検討が行われていたが，2007年からは，食品添加物を担当する部会（食品添加物部会：CCFA）と，汚染物質を担当する部会（汚染物質部会：CCCF）に分離されている．カドミウムやダイオキシン類などの環境汚染物質の以外にも，食品の製造工程で食品に非意図的に混入される有害物質やカビ毒もCCCFの担当である．前者としては，植物性タンパク質を酸加水分解してアミノ酸液を製造する過程で生成されるクロロプロパノール，ポテトチップスなど，炭水化物を多く含む食材を高温で加熱する工程で生成されるアクリルアミドなどが含まれる．後者としては，ナッツ類や穀類などを汚染するアフラトキシンやリンゴ果汁を汚染する可能性のあるパツリンなどがある．

コーデックス委員会が食品中の汚染物質の国際基準値を設定することは広く知られているが，近年，汚染物質のリスクを低減するため農産物の生産工程や食品の加工工程を通じて汚染を未然に防止・低減していくための行動規範の作成にも重点が置かれている．汚染物質は生産者・製造者が意図しないにも関わらず食品中に混入してしまうものである．食品添加物のように意図的に使用するものであれば予め使用方法を決めて基準値を超過しないようにすることができるが，汚染物質の場合は基準値を設定したからといってその達成が担保されるとは限らないからである．

コーデックス委員会が策定した「食品中の汚染物質および毒素に関する一般規格」(General Standard of Contaminants and Toxins in Food)ではコーデックス委員会が汚染物質のリスク管理措置を検討，決定する際の一般的な原則が記述された前文が掲載されている．一般原則は，製造工程において適切な技術の適用や，汚染源対策，あるいは食品から汚染物質を除去することなどにより，汚染物質の濃度をできるだけ低くするべきことを求めている．その上で，リスク評価により健康影響に懸念がある場合は，① 生産・製造規範（農業生産であれば Good Agricultural Practice：GAP，製造業であれば Good Manufacturing：GMP）の作成や，② 基準値の決定などを検討することとなっている．さらに，食品中の汚染物質の濃度や低減の状況などについて定期的なサーベイランスやモニタリングによる調査データにより評価することを求めている．

基準値の設定と実施規範の策定による効果を図 4.1 に示した．汚染物質の場合，意図的に加えるわけではないので，同じ種類の食品中の同じ汚染物質でも含まれる濃度は様々である．基準値の設定の目指す効果は高濃度の汚染物質を含む食品を市場から排除し，これにより摂取量を低減することである．ただし，一般に含まれる濃度域から見て排除される食品が多くなりすぎるような基準値を設定することは困難である．食品の安定供給の面から問題が生じるからである．また，生産された食品を全て検査に回すことはできないので，一定の率で見逃す可能性を否定できない．一方，行動規範の作成の目指す効果は，適切な技術を幅広く導入し汚染物質濃度を全体的に低減し，結果

基準値の設定

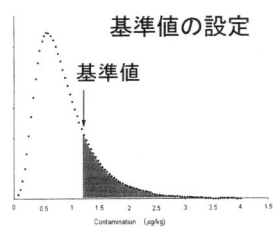

- 基準値を超えた食品の市場からの排除
- 低すぎる基準値では除外すべき食品が増大
- 基準値の遵守状況のモニタリングでは一定の率で見逃す可能性

⇩ 行動規範の導入による生産・製造法の改善

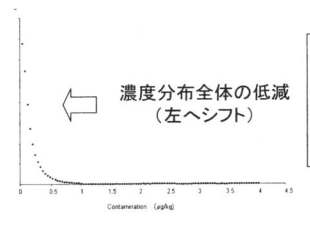

濃度分布全体の低減
（左へシフト）

- 全体の濃度分布の低減。結果として消費者の摂取量の低減が期待
- より低い基準値が必要な場合は実施規範の導入により基準値の引き下げが可能

図 4.1　基準値設定と行動規範による低減効果の比較

として消費者の汚染物質の摂取を少なくするというものである．また，最初から低い基準を設定することが困難な場合も，先ず行動規範を導入し全体の濃度が低減されてから，低い基準値を設定する場合もある．

このように，行動規範の策定による汚染の低減は，少量であっても長期間にわたって汚染物質を摂取することによって発現する慢性的な健康影響に対する有効なリスク管理措置の一つとして位置付けられている．

これまでコーデックス委員会で検討された環境汚染物質を表 4.1 にあげた．鉛，ダイオキシン類については行動規範が作成されている．この他，カビ毒でも穀類，リンゴ果汁，ワインなどを対象とした行動規範がすでに作成されており，クロロプロパノールやアクリルアミドなどについても行動規範の作成が検討されている．

基準値は，カドミウム以外では，鉛（農産物，畜産物，水産物を対象）およびメチル水銀（魚類を対象，ただし指針値）で設定されている．このうち，メチル水銀については，現在 FAO/WHO の専門家会合で魚を消費することによる健康リスクと健康利益の比較に関する評価が行われており，評価結果が出

表 4.1 コーデックス委員会における環境汚染物質を対象とした行動規範及び基準値の策定状況
(2007年10月現在)

汚染物質	行動規範	基準値
鉛	・食品の鉛汚染防止及び低減に関する行動規範(2004年)	・穀類,豆類,野菜,果実,肉類,牛乳等(2001年) ・魚類(2006年)
メチル水銀		・魚類,捕食性魚類(指針値:1991年)
カドミウム		・雑穀,豆類(大豆を除く)(2001年) ・小麦,野菜等(2005年) ・コメ,海産二枚貝,頭足類(2006年)
ダイオキシン類	・食品及び飼料のダイオキシン類汚染防止及び低減に関する行動規範(2006年)	・検討を中断(2003年)
ヒ素		・検討を中断(1999年)

注:加工品や清涼飲料水の基準値はこの表には含まれていない.

された段階で見直しが検討されることとなっている.また,ダイオキシン類については2002年まで基準値が検討されてきたが,① 分析に関する費用と時間がかかること,② 汚染が継続していれば検査コストをかけても基準値を超過する食品が発生してしまうこと,③ 環境中の汚染レベルを低減する汚染源対策がより効果的である,ことから行動規範の実施を優先するとして基準値の検討を中断している.ヒ素についてもコーデックス委員会では1999年以降

表 4.2 ヒ素に関するコーデックス委員会及びJECFAの決定事項

コーデックス委員会	JECFA
・1999年のCCFACにおいて以下の理由から基準値の検討を中断 ① 環境中の濃度は減少.食品からの無機態ヒ素の摂取によるPTWIの超過は一部の地域や一部の食品のみ ② 食品中のヒ素の化学的形態,形態別の毒性,形態別分析法がなければ基準値をどの形態に適用すべきか根拠がない ③ 将来,毒性の面から3価,5価のヒ素について基準値を設定する必要がある.	・1988年に無機態ヒ素の暫定耐容摂取量(15 μg / kg bw / week)を維持.以下の研究の必要性を指摘. ① 飲料水の高濃度の無機態ヒ素暴露の疫学的研究 ② 魚多食者を含む疫学的調査(水産物中の有機態ヒ素の評価) ③ 水産物中の有機態ヒ素の種類の同定,濃度の把握,毒性試験

検討が中断されているが，表4.2に示したようにリスクアセスメントおよび基準値の検討のために，形態別（無機ヒ素，有機ヒ素）の毒性や食品中の含有実態に関する科学的な知見の必要性が指摘されており，わが国においても積極的な対応が望まれる．

4）カドミウムの検討経緯

コーデックス委員会におけるカドミウムの基準値の検討は1988年の穀類・豆類部会におけるガイドライン値の検討まで遡ることができるが，当時は毒

表4.3 コーデックス委員会のカドミウムの予備的な基準値原案と採択された基準値

（単位：mg/kg）

食品/食品群	基準値原案 （1998年）	採択された基準値	
小麦	0.2	0.2	
コメ	0.2	0.4	
その他の穀類	0.1	0.1	
野菜	0.1	葉菜	0.2
		根菜，茎菜，バレイショ	0.1
		その他	0.05
		トマト，キノコ，セロリアック	設定せず
大豆・落花生（※）	(0.2)	設定せず	
果実（※）	(0.05)	設定せず	
ハーブ（※）	(0.2)	設定せず	
牛，鶏，豚，羊，馬の肉	0.1〜0.5	設定せず	
牛，鶏，豚，羊，馬の肝臓・腎臓	0.5〜1.0	設定せず	
軟体動物	1.0	海産二枚貝	2
		頭足類	2
甲殻類	1.0	設定せず	

※ 大豆・落花生，果実及びハーブは1998年の予備的な原案には含まれなかったがその後検討されている．（ ）内はそれぞれ検討時の基準値案である．
注）食品/食品群の名称は基準値原案と採択された基準値を比較しやすいように標記したもので，一部コーデックス規格の食品名と異なる場合がある．

性データが不十分だったために実質的に足踏み状態であった．本格的な検討が始まったのは1998年にCCFACにおいて当時入手できる各食品の濃度実態を基にした予備的な基準値原案が提案されてからである．その後，2005年に小麦，野菜などの基準値が設定され，精米，軟体動物（海産二枚貝，頭足類）についても2006年に基準値が採択された．1998年当時の予備的な基準値原案と採択された基準値の比較を表4.3に示す．当初の基準値原案には肉類（臓器を含む），甲殻類なども含まれていた．また，果実，大豆，ハーブのように審議の過程で検討が加えられたものの結局，基準値が設定されなかったものもある．米と軟体動物（海産二枚貝，頭足類）では原案より高い基準値が設定され，野菜については種類ごとに異なった基準値が設定された．

5）基準値設定の原則

では，コーデックス委員会ではカドミウムなど非意図的に食品に含まれる可能性のある汚染物質についてどのように基準値を設定することになっているのか．前述した「食品中の汚染物質と毒素に関するコーデックス委員会の一般規格汚染物質」（Codex General Standard of Contaminants and Toxins in Food : GSCTF）において以下のような主要な原則が規定されている．

① 重要な健康リスクがあり，貿易問題がある危害要因にのみ設定する
② 汚染物質などの摂取寄与が大きな食品に対してのみ設定する
③ ALARA（As Low As Reasonably Achievable）の原則に従って設定する

まず，どのような危害要因（例えばカドミウムや鉛）について基準値を設定するか．近年は，分析化学の進展により，微量であれ様々な化学物質が食品から検出されるようになっている．また，全ての物質が少なからず有害性を持っており，実際に健康リスクがあるかどうかは用量との関係と言える．食品に含まれる数々の汚染物質のうち毒性と実際に食品を通じて取量している量から見て健康リスクがあるものだけを対象とするというのが第1の原則である．また，コーデックス委員会で策定するのは国際基準であるので，特定の国だけで消費され国際的に流通しない食品に含まれる危害要因も対象にならない．

次にどのような食品（類似する食品をまとめて食品群とする場合もある）に基準値を設定するか．汚染物質でも特定の食品の加工工程でのみ生成されるような化学物質であれば関係する食品を絞り込むことは比較的容易である．しかし，重金属のように環境を介して食品を汚染する物質の場合は，量の多少こそあれ様々な農産物，畜産物，水産物，そしてこれを原料とする食品に含まれ得る．一方で，基準値設定の効果を確保するためには当然その遵守状況の確認ための監視が必要である．全ての食品に基準値を設定することは概念的には可能であるが実効性がともなわない．各国が食品安全に関する人的および経済的資源の有効に活用するため基準値の設定は，摂取寄与の大きい食品を対象とするのが第2の原則である．

ただし，主食に注目しても，米，小麦，とうもろこし，芋類などがあるように，世界各地域の食生活は実に多様である．食生活が異なれば，当然，摂取寄与の大きい食品も異なる．このため，コーデックス委員会では「汚染物質および毒素に関する暴露評価のためのCCCFの方針」において汚染物質の基準値を設定する食品／食品群の選定するための規準を示している．これは，世界各国の食品消費形態を13のクラスターに分類し，各クラスターのモデル的な食品消費量（Cluster Diets）と汚染物質の濃度を用いて摂取量を算定する．そして，原則として一つ以上のクラスターで暫定耐容摂取量の10％以上寄与がある食品，どのクラスターでも10％以上の寄与はないものの二つ以上のクラスターで暫定耐容摂取量の5％以上の寄与がある食品/食品群に基準値を設定するというものである．なお，2006年以前は，地理的条件をベースにした世界5地域のモデル的な食品消費量（Regional Diets）を用いており，後述するJECFAのカドミウムの摂取量評価ではこれが用いられている．その後，2007年に食品の消費量をベースとした13のクラスター分類に変更され，より各国の食生活の実態に近いものとなった．ちなみに日本は韓国，フィリピンなどと同じグループに属している．

最後に，基準値をどこに設定するか．ここでALARA（As Low As Reasonably Achievable）の原則が用いられる．ALARAの原則とは，合理的に到達可能な範囲でできるだけ低く設定することであり，具体的には，消費者の健康

1. コーデックス委員会の状況　　（89）

保護が図られることと適切な技術や手段の適用によって汚染しないように生産されていることを前提に，生産や取引の不必要な中断を避けるため，食品中の汚染物質の通常の濃度範囲よりもやや高いレベルに設定することとなっている．

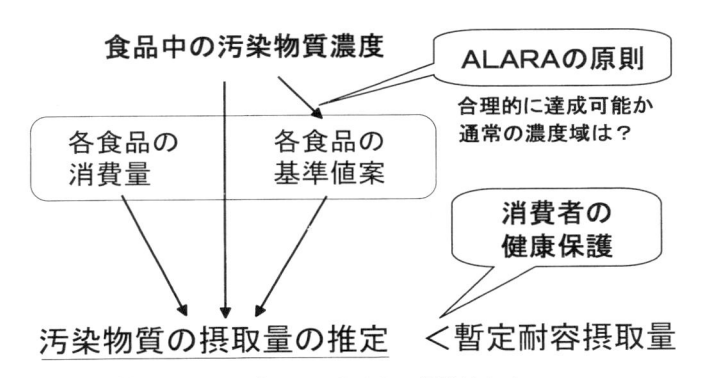

図4.2　コーデックス委員会の基準値設定のフロー

図4.2に基準値設定のフローを模式的に示した．この図で強調しておきたいのは，基準値を設定するためには毒性評価と食品消費量だけでなく実際の食品中の濃度に関するデータが必要であるということ，また，摂取量評価により基準値が求められるのではなく，摂取量評価により基準値の妥当性が検証されるという点である．

6）JECFAのリスク評価と基準値の設定

これを念頭に置いてカドミウムの審議を整理してみる．カドミウムの毒性については2000年および2003年のJECFAにおいて再評価が行われたが，結果としてこれまでのPTWI（7 μg/kg bw/week）が維持された．一方，摂取量評価についてはコーデックス委員会の依頼に基づき2003年のJECFAにおいて各地域および各食品からの摂取量の推定が，2005年のJECFAにおいて複数の基準値を設定した場合のインパクトの評価が実施された．

表4.4は2003年の評価においてカドミウム摂取寄与の大きい食品について，世界5地域のモデル消費量を用いて算出したカドミウム摂取量である．例

えば，コメからの摂取量は極東地域で，小麦からの摂取量は中東地域でPTWIの10％を超えている．「その他野菜」については10％を超える地域はないが3地域で5％を超えている．この表に掲げた品目以外，魚類，鶏卵，果実，乳製品，肉類からの摂取量についても同様に計算されているが，いずれの地域でもPTWIに占める寄与は小さい．

表4.5は2005年に実施された複数の基準値を設定した場合にカドミウム摂取に与えるインパクトの比較である．例えばコメについては仮に基準値を0.4％から0.3％に変更したとして摂取量の低減効果は両者ともPTWIの1％であり，ほとんど差がないという結果になっている．このインパクト評価と，世界各地域での現在のカドミウム摂取量がPTWIの40～60％であることを総合的に勘案して，この表にあるいずれの値を基準値として設定したとしても，食品からのカドミウムの摂取量，すなわち人の健康上のリスクの差はごく僅かしかないと結論している．

JECFAのリスクアセスメントとコーデックス委員会におけるカドミウムの基準値の検討経過の概要を図4.3に示した．これまで述べた原則に則って基

JECFA

毒性評価
2000年、2003年
－耐容摂取量（PTWI）
　$7\mu g/kg\ bw/week$

摂取量評価
2003年
－世界5地域における摂取量を耐容摂取量（PTWI）の40～60％と推定
－摂取寄与が大きい食品を特定
2005年
－複数の基準値を設定した場合のインパクトを評価

CCFAC

摂取寄与の少ない食品の基準値の設定を中止
－大豆、落花生、果実、肉類、甲殻類等

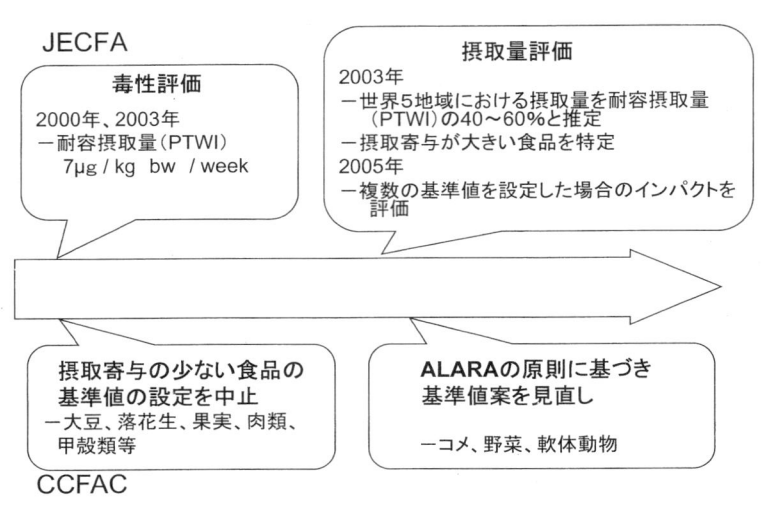

ALARAの原則に基づき基準値案を見直し
－コメ、野菜、軟体動物

図4.3　コーデックスにおけるカドミウム基準値の検討経緯

表4.4 世界5地域におけるカドミウム摂取寄与が大きい食品※ (2003年 JECFA)

Commodity	GEMS / Food Region									
	Middle Eastern		Far Eastern		African		Latin American		European	
	Intake (μg/kg bw per day)	% of PTDI	Intake (μg/kg bw per day)	% of PTDI	Intake (μg/kg bw per day)	% of PTDI	Intake (μg/kg bw per day)	% of PTDI	Intake (μg/kg bw per day)	% of PTDI
Rice	0.005	<1	0.356	40	0.018	2	0.015	2	0.002	<1
Wheat	0.188	20	0.062	6	0.012	1	0.050	5	0.076	8
Staechy Root / tubers	0.023	2	0.030	3	0.132	10	0.065	6	0.099	10
Leafy vegetables	0.007	1	0.004	<1	<0.001	<1	0.009	1	0.029	3
Vegetables others	0.091	9	0.064	6	0.017	2	0.029	3	0.068	7
Molluscs	<0.001	<1	0.015	2	0.005	<1	0.008	1	0.101	10
Total	0.428	40	0.617	60	0.472	50	0.378	40	0.548	50

※ 61回JECFAのモノグラフ[2]のTable 6及びTable 7より作成。各食品の摂取量はTable 6に掲載された数値、トータルの摂取量はTable 7の数値であり、ここに掲げた食品以外の食品(魚類、卵、乳製品、果実、肉類等)からの摂取量が含まれている。

表 4.5 異なる基準値設定のカドミウム摂取量のインパクト※ (一部抜粋) (2005年 JECFA)

Commodity		Level relative to proposed ML	ML (mg/kg of food)	Impact on mean concentration of cadmium		Impact on mean intakes of cadmium
				% reduction from baseline mean	% of sample > ML	Reduction in highest mean itakes (as % of PTWI[1])
Rice (all data combined)		Two levels lower	0.2	12	3	4
Baseline mean concentration (mg/kg)	0.061	One level lower	0.3	3	1	1
Highest baseline intake (% of PTWI)	34	Proposed	0.4	2	<1	1
		One level higher	0.5	<1	<1	0
Wheat grain		One level lower	0.1	22	10	6
Baseline mean concentration (mg/kg)	0.054	Proposed	0.2	6	1	1
Highest baseline intake (% of PTWI)	29	One level higher	0.3	3	<1	1
Molluscs						
Molluscs excluding Oysters		Onelevellower	0.5	42	25	2
Baseline mean concentration (mg/kg)	0.391	Proposed	1	18	6	1
Highest baseline intake (% of PTWI)	5	Onelevelhigher	2	3	1	0

1) インパクトは当該食品から最も摂取寄与が大きい地域における低減率.
※ 64回JECFAの評価レポート[3] p.28-29のtable 6から一部抜粋した.

準値の設定の中止,あるいは基準値案の見直しがなされている.

2. わが国のコーデックスへの対応

コーデックス委員会のカドミウムの検討に対するわが国の対応の一つは疫学的調査の実施である.カドミウムの毒性が再検討された2000年のJECFAでは,毒性評価の基礎となる人の健康影響に関する疫学的調査などデータの必要性が勧告され,これに対応して大規模な疫学調査が厚生科学研究として実施された.この疫学調査の結果は2003年のJECFAに提出されるとともに,わが国の食品安全委員会におけるカドミウムの健康影響評価においても用いられている.

もう一つが農産物などのカドミウムの含有実態調査とこれに基づく確率論的な摂取量推定である.ALARAの原則を適用するためには,現在の生産環境における農産物のカドミウム濃度の実態を正確に把握することが必要である.カドミウム汚染が問題となった昭和40年以降,農産物中のカドミウムの含有実態に関する調査や研究は行政機関,国や都道府県の試験研究機関,大学などでも実施されてきていた.しかしながら,これらの調査は野菜や水産物のデータが限られており,また,全体として高濃度の汚染地域のデータに比べ非汚染地域のデータが不足していた.このため,わが国で生産される農畜水物を網羅し,また主要な品目については濃度分布を作成できるだけのデータの蓄積を目的として1997年からカドミウムの含有実態調査が実施された.

図4.4はその結果を用いてコメと大豆についてカドミウム濃度の分布を作成したものである.これによりある濃度に基準値を設定した場合の超過率(どのくらいの割合の農産物が市場から排除されるか)が推定できるようになった.また,カドミウムの吸収に作物間差異があることについては従来の研究でも知られていたが,分布図の作成によりその差が定量的に把握できる.これもALARAの原則を各農産物に適用するための重要な情報である.

また,食品からのカドミウムの摂取量については,1977年以降,厚生労働省でトータルダイエット調査が実施されてきており,これにより日本人の摂取量の平均的なカドミウム摂取量の推移や摂取寄与の大きい食品群が把握さ

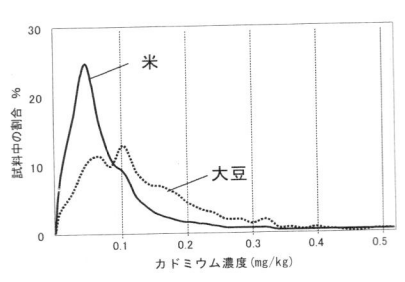

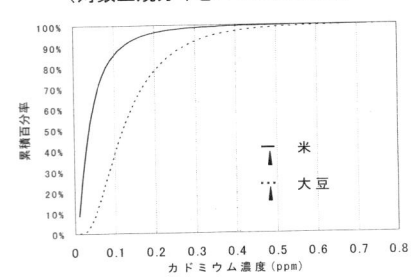

図 4.4 コメ及び大豆のカドミウム濃度分布

れている．この調査によると，2004年の日本人の1日当たりのカドミウム摂取量は平均で約21μg，平均体重を50 kgとした場合，JECFAの設定したPTWIの4割程度となる．カドミウム摂取の内訳で最も大きい割合を占めるのはコメで，摂取量の半分程度を占めている[4]．

これに加えて2003年から厚生労働科学研究を用いてカドミウムの確率論的な摂取量推計が実施された．これは国民全体の摂取量分布，例えば平均値だけでなく高摂取者の摂取量を把握する必要がある場合や，基準値の設定などの規制を行った後の摂取量をシミュレーションする場合に用いられる手法である．各食品の消費量と汚染物質濃度に関する分布データがないと実施できないが，近年，JECFAやEUのリスク評価機関において汚染物質の摂取量評価に用いられるようになってきている．2003年の新田らの研究では，各食品の消費量として国民栄養調査を基にしたデータ，食品中のカドミウム濃度として農林水産省の含有実態調査のデータを用い，当時のコーデックス委員会の基準値案と日本の修正案を適用した場合の摂取量を推計している．その結果，いずれの基準値を設定した場合もわが国のカドミウム摂取量は95パーセンタイル値でもJECFAのPTWIを下回るとの結果が得られている[5]．この研究結果はコーデックス委員会の審議の過程でわが国が行った基準値案の修正提案の基礎となった．

3. わが国のカドミウム対策

わが国では，鉱山排水などによってカドミウムに高濃度に汚染された地域の飲料水や水田で生産された米などによる住民の健康被害が大きな社会問題となった．このため，食品衛生法に基づき1.0 ppm以上のカドミウムを含むコメ流通を防止するとともに，高濃度に汚染された地域を対象とした土壌汚染対策が実施されてきた．この対策は主に汚染地以外のカドミウム濃度の低い土壌を汚染地域の水田に上乗せする，あるいは，汚染された土壌と入れ替える工事，すなわち客土といわれる土木的な手法である．

一方，食品の安全性確保の観点からコーデックス委員会が基準値設定の基礎としているカドミウムの健康影響は，より低濃度の食品を長期間摂取した場合の潜在的な健康影響である．わが国全体のカドミウムの平均的な摂取量がJECFAのPTWIの約4割であることを鑑みれば，これまでのように高濃度の汚染地域だけでなくわが国全体の農産物のカドミウム濃度をできるだけ低減することが望ましいと言える．そのためには対策手法も従来のような土木的な手法だけは限界がある．農業者が地域ぐるみで取り組める営農的手法の活用や，客土に変わる低コストの恒久的対策手法が必要である．このようなことから，主食であるコメを中心に農産物のカドミウム濃度を低減する技術の開発が進められてきている．

水稲については，近年，出穂期前後に湛水し，土壌を還元状態に保つことで稲のカドミウムの吸収を抑制しコメ中のカドミウム濃度を低減できることが明らかにされている．このため，潜在的にカドミウム濃度が高くなる可能性のある地域を中心に積極的に湛水管理の普及が図られている．本格的に導入されたのは比較的最近であるが，2004年度には3万ha，2006年度には約4万ha以上で取り組まれている[6]．1970年代からのカドミウムの高濃度汚染地域を対象とした客土などの対策が，30年間かけて約6千haで実施されたこと[7]と比較すると短期間で広く取り組まれたのが分かる．もちろん客土などの土木的な対策と異なり，営農的な対策である湛水管理の効果はその年々の気象条件に左右されるという面はあるが，長期的にみればコメを主食とするわ

が国のカドミウムの摂取を低減する効果は十分有するものと思われる．農林水産省が実施している継続的な米のモニタリング調査結果のうち，過去に0.4 mg/kg以上が検出した地域のデータを用いて食品からのカドミウムの摂取量の推移を計算すると2004年以降減少傾向にある[8]．この他にもファイトレメデーションや土壌洗浄技術などカドミウム濃度レベルに応じた対策技術の開発や，低吸収品種の開発などの水稲以外の畑作物の対策技術の研究も進められている．

4．ヒ素などに対する取り組み

最後にヒ素などカドミウム以外の環境汚染物質への取り組みを述べておきたい．農林水産省では2006年に今後優先的にリスク管理を行うべき有害化学物質のリストを作成している[9]．選定の基準は，有害化学物質の毒性や農林水産物に含まれる可能性，コーデックス委員会やJECFAの状況，諸外国におけるリスク管理措置や実態調査の状況，消費者や食品事業者などの関係者の関心などである．環境汚染物質は，ヒ素，カドミウム，メチル水銀，ダイオキシン類，鉛が含まれている（表4.6）．

このうち，ダイオキシン類についてはすでに1999～2002年の4カ年に農産物および農用地土壌を対象とした全国規模の含有実態調査が農林水産省と環境省によって実施されている．ダイオキシン類の摂取量に占める農産物の寄

表4.6　農林水産省が優先的にリスク管理を行うべき有害化学物質（2006年4月）

	一次産品に含まれる危害要因	調理，加工などで生成する危害要因
リスク管理を継続するために，直ちに実態調査，リスク低減技術の開発が必要なもの	ヒ素，カドミウム，メチル水銀，ダイオキシン類，アフラトキシン，DON，NIV，オクラトキシンA，パツリン	アクリルアミド，PAH，クロロプロパノール類
リスク管理を継続する必要があるか決定するための毒性等の関連情報の収集が必要なもの／またはリスク管理措置を実施中のもの	鉛，PBDE，フモニシン，HT-2トキシン，ゼアラレノン，硝酸性窒素，麻痺性貝毒，残留農薬	フラン，トランス脂肪酸

与がきわめて小さいことは厚生労働省のトータルダイエット調査でも明らかにされているが，この含有実態調査のデータを解析した結果からも穀類・豆類，果樹のダイオキシン類濃度はきわめて低く，主要な摂取源ではないことが検証されている[10,11]．また，この調査を通じて蓄積された農作物ごとの濃度データは，環境汚染事故が発生した場合などに農作物への影響があるかどうかを判断するためのバックグラウンドデータとしても活用されている．現在，ダイオキシン類については大気や水域への排出が厳しく規制されている．このため，2003年以降は環境への排出抑制に伴う農産物中のダイオキシン類濃度の経年変化を把握するための調査が継続的に実施されている．

ヒ素，鉛，水銀については，2003年から4カ年計画で約4,000点の農産物を対象とした全国的な含有実態調査が実施されている．その中間報告の結果からわが国の消費者が農産物経由で摂取する平均的な量を試算すると，

① 鉛についてはJECFAが設定した暫定耐容一週間摂取量の1割以下
② 総ヒ素についてはJECFAが評価した無機態ヒ素の暫定耐容摂取量の3割程度
③ 総水銀については食品安全委員会が評価した妊婦を対象とするメチル水銀の耐容一週間摂取量の1割以下

となっている[12]．

鉛については過去に実施された調査と比べて全体的に低い濃度であり，また水銀については水産物からの摂取量に比べると農産物の寄与はきわめて小さい．一方，ヒ素については他の農産物に比べコメの濃度が高く摂取寄与も大きい．また，還元的な条件で農作物に吸収され易いため，カドミウムの吸収抑制対策として実施している水稲の湛水管理とトレードオフの関係にあることも考慮しなければならない．このため，コメについては総ヒ素だけでなくPTWIが設定されている無機態ヒ素の濃度を把握するとともに，土壌-水稲間の形態別ヒ素の動態などに関する研究を進めることとなっている．水産物もわが国ではヒ素の摂取寄与が大きい食品であり，現在，形態別ヒ素の分析法の開発や実態調査が進められている．今後，これらを含めてわが国の食生活におけるヒ素のリスクを把握していく必要がある．

参考文献

1) 農林水産省・厚生労働省:「農林水産省および厚生労働省における食品の安全性に関するリスク管理の標準手順書の作成について」(2005)
2) WHO : WHO Food Additives Series 52, Cadmium (addendum)
3) WHO : WHO Technical Report Series 930, Evaluation of Certain Food Contaminants, Sixty-forth report of the Joint FAO/WHO Expert Committee on Food Additives. (2006)
4) 厚生労働省:「食品に含まれるカドミウムに関するQ&A」(2006)
5) 新田裕史:「日本人のカドミウム暴露量推計に関する研究 平成15年度中間解析報告書」(2003)
6) 農林水産省:「平成19年度における食品のカドミウム対策行動計画」(2007)
7) 環境省:「平成17年度農用地土壌汚染防止法の施行状況について」(2006)
8) 農林水産省:「農林水産政策評価結果(平成18年度に実施した施策の評価結果)」(2007)
9) 農林水産省:「農林水産省が優先的にリスク管理を行うべき有害化学物質のリスクおよび食品の安全性に関する有害化学物質のサーベイランスモニタリング中期計画の作成について」(2006)
10) N. Seike, T. Miwa, T. Otani and M. Ueji : Levels of Dioxins in Japanese Fruit in 1999 to 2002 and Estimation of Their Intake, J. of Food Hygienic Society of Japan, 46 256-262 (2005)
11) T. Otani, N. Seike and T. Miwa : Levels of Dioxins in Rice, Wheat, Soybean, and Azuki Bean Cultivated in 1999 to 2002 in Japan and Estimation of Their Intake, J. of Food Hygienic Society of Japan, 47 182-188 (2006)
12) 農林水産省:「国産農産物の鉛,ヒ素および水銀の含有実態調査の中間とりまとめ結果」(2006)

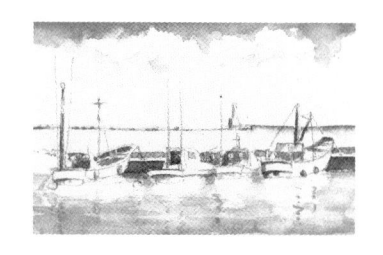

第5章
カドミウム摂取の生体影響評価
－耐容摂取量推定の試み－

太 田 久 吉

北里大学医療系大学院環境医科学群環境毒医科学
医療衛生学部健康科学科衛生管理学・産業保健学教授

緒　言

カドミウム（Cd）の健康影響に関する問題は，これまで産業職場における職業的曝露による急性慢性毒性として，肺炎，肺水腫，肺気腫，腎臓機能障害，また，前立腺癌のリスクファクターとしてよく知られている（図5.1）[1]．また，環境汚染による公害病として富山県神通川流域で高齢の多産婦に発生した，イタイイタイ病もよく知られている．

産業職場では職業曝露による職業病としての健康障害の予防として労働衛生管理による対策がなされ，現在は作業環境管理，作業管理によるCdの曝露防止のために許容濃度，生物学的曝露限界値などの基準が定められ，健康管理による健康障害の早期発見，早期対応が確立されている．

イタイイタイ病は富山県神通川下流域に発生した鉱山の廃鉱物の水質汚染

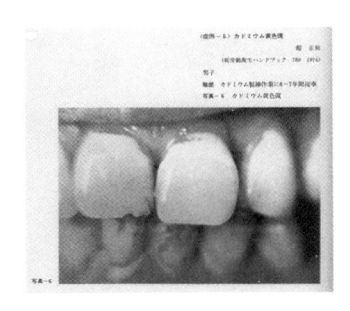

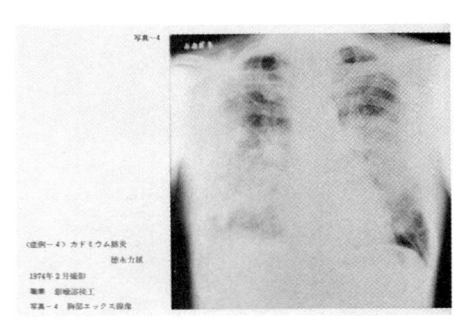

図 5.1

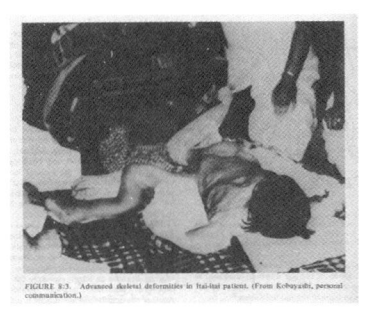

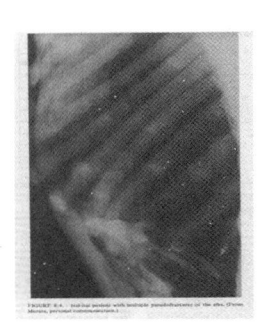

図 5.2

による公害病である．多産高齢婦人に多発した腎臓皮質近位尿細管機能障害とそれに伴う骨代謝異常による骨軟化症，骨粗相症様骨軟化症を主症状とする疾病である．胸部エックス線写真では骨折の後が認められるルーザーの灰変が十数カ所認められる（図 5.2）[2]．

今日，Cdによる慢性生体影響の評価として，臨界臓器（標的臓器）が，腎臓の近位尿細管機能障害とされている．また，Cdによる最初の障害が発現する腎臓の近位尿細管機能障害が発現したときの腎臓皮質中のCd濃度，すなわち臨界濃度は200 μg/gと考えられている．さらに，腎臓の機能障害の二次的な影響として，骨代謝異常がある．当初は，骨軟化症，のちに骨粗鬆症様骨軟化症とされている．

Cdが生体内に取り込まれる際，生体内に存在し誘導される金属結合タンパ

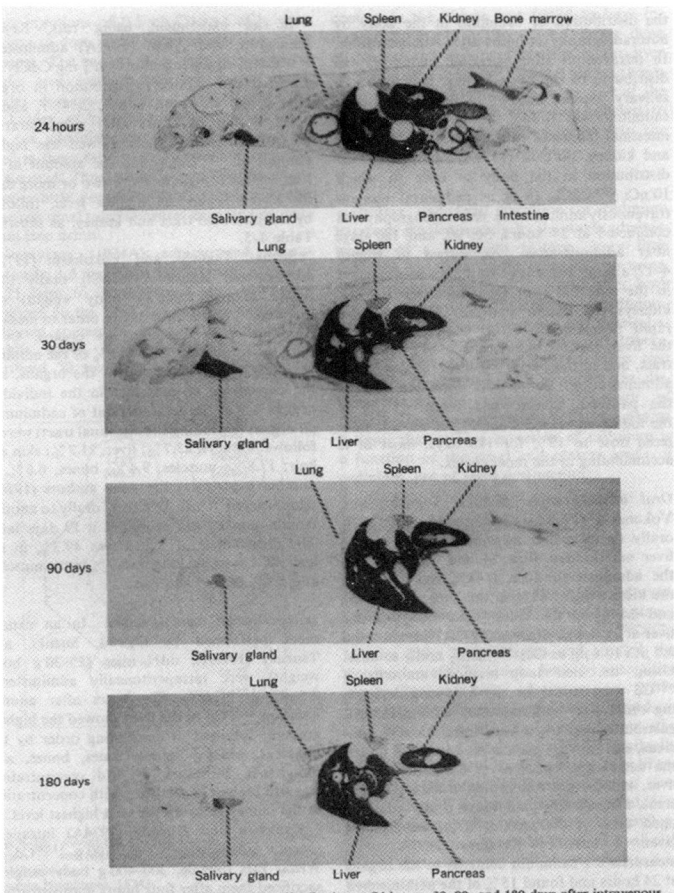

Fig. 4–17. Autoradiogram of radioactivity distribution at 24 hours, 30, 90, and 180 days after intravenous injection of $^{109}CdCl_2$ (left lateral).
Source: Shibata 1974A

図 5.3

メタロチオネインの生理生物学的役割
- Cd, Hg などの有害金属イオンの解毒作用と蓄積
- Cu, Zn など必須金属の恒常性維持
- システイン代謝に関与
- DNA 結合タンパク質 (Zinc-Finger, Zinc-Twist) と類似の役割
- フリーラジカルの産生・消去作用
- 免疫機能への関与

ク質，メタロチオネイン（MT）の関与は無視できない．とくに，Cdの曝露レベルが低濃度であり，経口摂取腸管曝露の経路によるCdの曝露経路ではCdの化学形態の変化による体内分布の修飾があり，Cdの生体影響発現にも影響を及ぼすことが考えられる．

金属結合タンパク質MTの生物学的役割については現在まで，重金属の毒性軽減の他，多くの可能性が提案されている．その物性は前述の通りで，Cdのみならず水銀や，亜鉛，銅等の必須元素を結合し，アミノ酸組成では芳香族アミノ酸が無いか，極端に少なく，全アミノ酸のうち30パーセントに及ぶシステインをランダムコイルの状態でSS結合することなく存在している．このSH基と亜鉛（Zn），銅（Cu），Cdが結合するがCdはSH基と結合して250 nm付近に吸収極大を示す．また，Cdを結合したMTは熱に安定で，100℃2分程度の処理でも蛋白変性することなく可溶状態で安定に存在するといったユニークなタンパク質である．このMTは動植物，単細胞から哺乳動物の諸臓器に存在し，多種多様の刺激により誘導合成されることが認められている．

Cdの体内蓄積については，オートラジオグラフィー（図5.3）[3]による経時的なCdの体内分布変化の実験結果から，Cdは経時的に肝臓と腎臓に蓄積される．体内に取り込まれたCdの約70〜80％以上のCdがこの両臓器に蓄積され，体外排泄のスピードは遅く，生物学的半減期は10数年から30数年と考えられている．

図5.4は，ラットの小腸組織のMTの免疫染色の写真である．写真中の濃色に染まった部分がMT陽性を示している（矢印）．ヒトを含め動物の小腸にはMTの存在と誘導が認められ，必須元素であるZnやCuの腸管吸収や汚染元素であるCdの腸管吸収に関与して必須元素と拮抗してこれら元素の腸管吸収の調節に関与していると考えられている．Cdの腸管吸収におけるMTの関与，役割を検討するために，In SitueによるCdの腸管吸収と体内分布に関する実験を行った．塩化カドミウム（$CdCl_2$），MT結合Cd，Zn前投与によるMTの腸組織中誘導後の$CdCl_2$を30分，60分インキュベーションした後，Cdの臓器分布を調べた結果を図に示した．$CdCl_2$群（図5.5上段）は多くのCdが主に肝臓へ，Cd-MT群（図5.5中段）は選択的に腎臓に蓄積されることが明ら

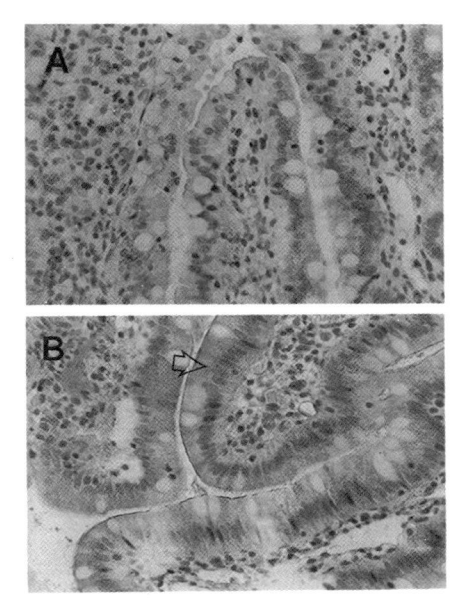

Fig. 3. *Localization of metallothionein in rat intestine by immunohistochemical staining.*
[N.B.] The brown stain indicates positive staining for MT, while the blue stain is counterstain of the cells (×367). (A) Absorptive cells after 60 min of *in situ* incubation with CdCl$_2$ (control). (B) Positive staining for MT within absorptive cells after 60 min of *in situ* incubation with Cd-MT. The staining for MT is observed in cytoplasm (open arrow).

図 5.4

かとなった．また，事前に MT を Zn の経口投与により誘導処理した後，CdCl$_2$ をインキュベーションした群（図 5.5 下段）の場合は，肝臓に移行され蓄積される Cd 量が有意に抑制され，腎臓には変わりなく Cd が蓄積されることが明らかとなった．すなわち，MT は生体内で Cd を結合することで Cd の体内分布を修飾し，これが，Cd の有害作用を抑制することに関連するものと考えられた（図 5.4，図 5.5）．図 5.6 は，腎臓中の 1, 25-ビタミン D 活性が，CdCl$_2$ では阻害され活性低下するが，Cd-MT の形態での Cd はビタミン D の活性を阻害しないことを示したものである．イタイイタイ病の発症メカニズムとして，腎臓皮質中に蓄積した Cd によりビタミン D の活性阻害が生じた結果，骨代謝の異常により骨軟化症に至ったと考えられている．

しかし，Cd-MT は両刃の剣といった生体作用が考えられる．すなわち，細胞内で侵入した Cd を効率よく結合し Cd の有害作用を抑制するが，一度，細

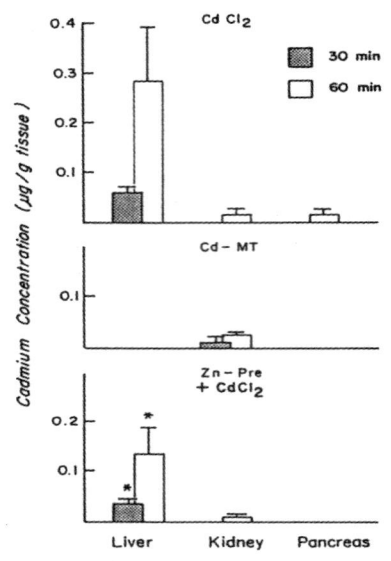

FIG. 4. Tissue distribution of Cd at 30 and 60 min after incubation with $CdCl_2$ (top and bottom) or Cd-MT (middle). Zn-Pre indicates the group of rats pretreated with $ZnSO_4$ 24 hr prior to experiment and then incubated with $CdCl_2$ group at $p < 0.05$.

図 5.5

　胞外に漏出した Cd-MT は選択的に腎臓に移送され，その量に関連，依存して腎臓に障害を引き起こす．

　表 5.1 に示した結果では，$CdCl_2$ は腎臓の障害指標を蛋白尿とした時，障害が発現する Cd 濃度，臨界濃度が 150〜1050 ug/g であるのに対して，Cd-MT や Cd ペプタイドのような低分子量の化学形態では，腎障害を引き起こす Cd 濃度が 10〜13 ug/g と著しく低濃度で，毒作用が $CdCl_2$ の場合に比べ著しいことが明らかである．Cd の化学形態が Cd の分布や腎障害発現に重要な要因であることが理解できる．また，細胞内外に存在する Cd-MT は，細胞内では Cd を結合しその毒性を抑制する役割をするが，細胞外から腎臓に移送される Cd-MT は腎臓障害を引き起こす要因にもなり両刃の剣と考えられる[5]．

　今日まで，Cd の生体影響については世界的に多くの研究報告がある．疫学

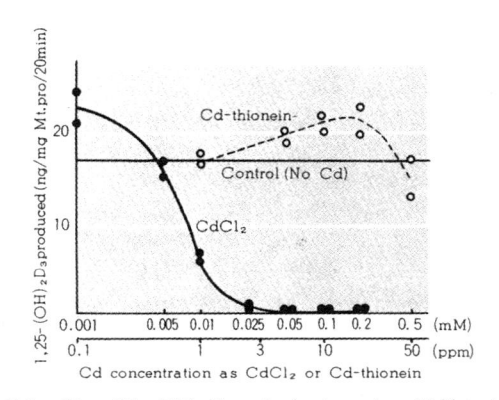

図5.6 腎の 25-OH-D_3-1-hydroxylase 活性に対する $CdCl_2$ と Cd-チオネインの影響
(Suda, T. et al. : FEBS Lett., 42, 23-26, 1974)

表5.1 カドミウム投与による腎機能異常発現と腎臓中カドミウム濃度

Cdの化学型	動物	投与方法	腎機能異常の指標	Cd 濃度	
Cd塩	マウス	sc	蛋白尿	150	μg/g-腎臓
	ラット	sc, ip, or	蛋白尿	150 - 201	μg/g-腎皮質
	ウサギ	sc	蛋白尿	92 - 1050	μg/g-腎皮質
Cd-MT	マウス	iv	糖尿	10	μg/g-腎臓
	ラット	iv	蛋白尿	10	μg/g-腎臓
		ip	蛋白尿	10 - 12	μg/g-腎臓
		iv	低分子量蛋白尿	2	μg/g-腎皮質
Cd-Cys	マウス	iv	蛋白尿	10	μg/g-腎臓
	ラット	iv	アミノ酸尿	10	μg/g-腎臓
Cd-Peptide	ラット	iv	糖尿	10	μg/g-腎臓
Cd-Mercapto-ethanol	ウサギ	iv	蛋白尿	13	μg/g-腎臓

Cd-MT：Cd メタロチオネイン　Cd-Cys：Cd システイン
sc：皮下投与　ip：腹腔内投与　iv：静脈内投与　or：経口投与

研究，実験研究を通して，Cdの生体影響評価から，耐容摂取量がWHO/FAO合同の委員会により提案されている[6]．一方，WHOのIPCS報告においては，Cdの生体影響評価に関する検討課題がリストアップされている．Cdの腸管吸収機構と吸収率，生体影響評価のためのより有効な指標の検討，母子間移行の機構と生殖毒性，また，雌性動物の正常生理的負荷である，妊娠出産育児の母体負荷に対するCdの修飾作用の研究についてはまだまだ研究を行う必要があることも指摘されている[7]．

すなわち，WHOのIPCS委員会では，今後の検討課題として，Cdの腸管吸収のメカニズムと腸管吸収率および体内分布，Cdの摂取による腎臓障害のプロセス，Cdの母子胎児間移行や母乳移行のメカニズム，栄養条件の違いによるCdの影響とCdの必須性，などが指摘されている．

Cd曝露と健康影響についての問題
1) Cdの腸管吸収率
2) ヒトの1日Cd曝露と生体影響指標（腎機能，骨代謝）との量影響関係
3) 雌性動物における妊娠出産負荷とCd摂取の影響
4) Cdの母子間移行と生殖毒性

第33回FAO/WHOの合同食品添加物専門委員会（JECFA）は，疫学調査データから，1日のCd摂取量2.9 ug/kgを50年間摂取すると，腎中Cd濃度が200 ug/gに達するとの算出から，Cd曝露のヒト集団の10％のヒトが腎尿細管機能障害を引き起こす腎皮質中Cd濃度は200 ug/g以上になると算定した．腎障害発現を引き起こさない腎中Cd濃度を50 mgkgとすると，1日Cd摂取量は1 ug/kgを超えてはならない．1週間の推定耐容Cd摂取量（PTWI）は7 ug/kg/week（1 ug/kg/day）と設定されている．

緒　言

Issues of Cd exposure in human and animal（1）
- Cadmium intake from Gastrointestinal tract and its distribution into various organs
1）Absorption rate of cadmium from intestinal tract is unclear.
2）Process of cadmium intake from lumenal, mucosal, and blood stream are unclear.
3）Process of cadmium intake and damage by cadmium in kidney are unclear.
4）Process of cadmium transport to the fetus is unclear.
5）Process of cadmium transport into milk.
6）Nutritional condition and the health effect of cadmium
7）Essentiality of cadmium.

Issues of Cd exposure in human and animal（2）
- Responses to cadmium exposure
1）Toxic responses
2）Interaction of cadmium with other elements.
3）Low level dietary intake of cadmium and its health effects.
- Risk evaluation, risk management , and risk communication
1）Risk‐benefit evaluation.

　従来の注射や障害発症を説明するための目的証明型の外科的処置による実験ではなく，正常生理条件下で腸管吸収によるCdの摂取負荷により，生体の正常負荷，つまり雌性動物における妊娠出産哺乳の正常な生体負荷と低濃度Cd摂取の相互作用，付加的作用についてヒトへの外挿を考慮にしたCd曝露量を考慮して実験を行った．従来の研究報告では，Cdの腸管吸収率は実験方法にもよるが0.1％～10数パーセントにわたる大きなばらつきが報告されている．また，最近では日本におけるボランティアの協力による人での研究から若い年齢層での腸管吸収率は40％を超える程度で，加齢に伴いCdの腸管

吸収率は低下して，60歳以上になると摂取Cd量よりも多くのCdが排泄されることが報告されている[8,9,10]．Cdの腸管吸収率は年齢（基礎代謝等の条件）により異なり，一定ではないと考えられるが，統一した見解が得られていない．また，Cdの摂取量や摂取期間の違いによってもCdの生体影響が異なることが考えられ，その際には生体内でのCdの化学形態がCdの体内分布や毒性作用に影響することが指摘されているが，これまでCdの低濃度摂取による影響評価は十分に行われていない．

そこで，正常生理条件下（注射，手術などの人為的処置を行わない）で，ヒトへの外挿のより現実的なCdの摂取曝露量で，Cd曝露プロセス（曝露量，曝露期間など），Cdの腸管吸収率，Cdの化学形態と体内分布，生物としての正常生理負荷に対するCd低濃度摂取の修飾影響を考慮して生体影響を評価検討することを目的として，これまで実施してきた一連の研究結果を取りまとめて紹介し，Cdの耐容摂取量推定の試みについても述べたい．

実験方法
- 動物；Wistar系雌雄ラット（6週齢）
- Cd投与；1, 2, 5, 10, 20, 30, 60 mgCd/kg 6日/週，経口投与
- Cd投与期間；0, 1, 3, 5, 10, 20, 30, 40, 60週間
- 検査項目；肝機能，腎機能，骨代謝機能
- 元素分析；Cd, Zn, Cu, Fe, Mn, Ca, P, etc.
- 病理検査；腎組織検査骨組織（類骨）検査

Cdの腸管吸収と体内分布

実験方法では，ヒトの日常Cd摂取レベルと推定されるCd量を含む，1～60 mgCd/kgの各Cd量を60週間にわたり定量的に経口投与した．それぞれの期間Cdを投与した後，ペントバルビタール麻酔下で心臓採血により屠殺し，生理食塩水の全身還流により臓器に残存する血液を除去した．尿試料はCdの最終投与後24時間4℃で採取した．

肝機能，腎機能，骨代謝に関連する生化学，病理学的評価指標について検討した．諸臓器，血液，尿中の金属についてはCd以外に必須元素であるZn,

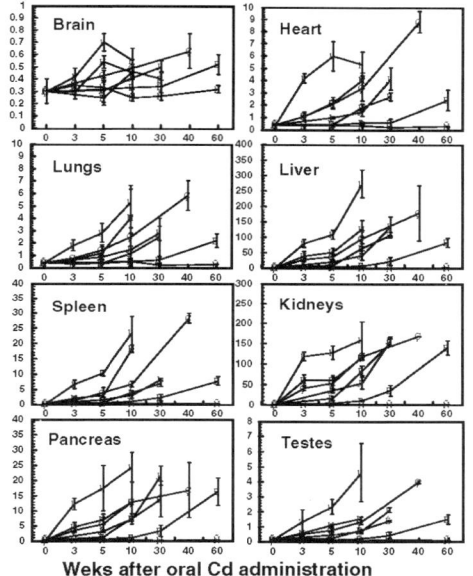

Fig.1. Cadmium concentration in various organs after long-term oral cadmium administration in male rats.
Experimental groups:
— Control — 10mgCd/kg — 30mgCd/kg
— 2mgCd/kg — 20mgCd/kg — 60mgCd/kg
— 5mgCd/kg

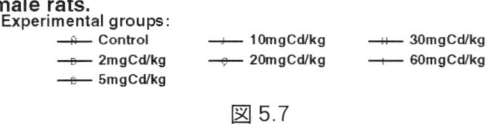

図5.7

Cu, 鉄 (Fe), マグネシウム (Mg), カルシウム (Ca), リン (P) について原子吸光光度計, 分光光度計を用いて測定した.

　定量的に種々の濃度のCdを経口投与した場合, 図5.7に示したようにCdは肝臓と腎臓を主な蓄積臓器としてCdの投与量に依存して諸臓器中に蓄積されることが理解できる. 特に, 体内に蓄積したCd量の70〜80％の量が肝臓と腎臓に蓄積されることが明らかである.

　Cdの蓄積総量と累積投与総量から投与量に対するCdの体内蓄積量を求めたところ表5.2に示したような蓄積率となった. 言い換えれば, このCdの蓄積率を腸管吸収率と見なすこともできる. 2 mg/kg〜60 mg/kgのCdを経口投与した場合, Cdの腸管吸収率は0.36〜0.54％と推定された. 経口投与され

表 5.2

Table 1. Cadmium accumulation, cumulative rate and calculated cadmium intake from gastrointestinal tract after long-term oral cadmium administration in male rats

Experimental Groups	Weeks	Cumulative rate (%)	Calculated dose	Mean
2 mgCd/kg	5	0.37 ± 0.06	0.007 mgCd/kg	7 μgCd/kg
	10	0.36 ± 0.06	0.007 mgCd/kg	
5 mgCd/kg	5	0.43 ± 0.11	0.022 mgCd/kg	22 μgCd/kg
	10	0.41 ± 0.08	0.021 mgCd/kg	
10 mgCd/kg	5	0.43 ± 0.04	0.04 mgCd/kg	40 μgCd/kg
	10	0.38 ± 0.10	0.04 mgCd/kg	
20 mgCd/kg	5	0.42 ± 0.09	0.08 mgCd/kg	100 μgCd/kg
	10	0.54 ± 0.13	0.11 mgCd/kg	
30 mgCd/kg	5	0.36 ± 0.07	0.11 mgCd/kg	120 μgCd/kg
	10	0.41 ± 0.02	0.12 mgCd/kg	
60 mgCd/kg	5	0.42 ± 0.06	0.25 mgCd/kg	260 μgCd/kg
	10	0.45 ± 0.12	0.27 mgCd/kg	

Mean is the average of calculated dose for 5 and 10 weeks. Cumulative rate was calculated as the ratio of total cadmium content in various organs (brain, lungs, heart, liver, kidneys, spleen, pancreas and testes) to the cumulative dose of oral cadmium administration.

た Cd が腸管から生体内に吸収されたのは 7 ug/kg～260 ug/kg と推定された（表 5.2）．

Cd による肝臓，腎臓，骨代謝異常

Cd の経口投与量と投与期間に応じた Cd の腎臓蓄積濃度と腎臓機能異常，肝臓機能異常，骨代謝異常の発現状況を 3D グラフで示した（図 5.8）．

図 5.8 から，腎障害の発現に関する腎中 Cd の臨界濃度は，従来提案されている 200 ug/kg と一定値ではなく，Cd の投与量と投与期間の条件の違いにより異なることが明らかとなった．これは，生体内に存在し誘導される MT による Cd の体内分布や毒性発現の修飾作用によることが考えられた．より低濃度の Cd 摂取の場合の生体影響評価では，MT の修飾作用を充分考慮する必要があると考えられる結果である．

図 5.9 は腎臓と腸組織中の Cd の存在形態と MT 濃度について検討したもの

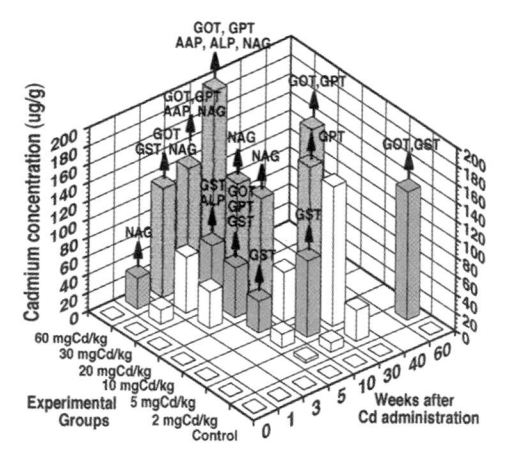

Fig.1. Cadmium concentration in kidney and enzyme activity in urine and plasma after oral cadmium administration in male rats.
Arrows show the significantly increased enzyme activity to the control group at p<0.05 by ANOVA-Scheffe test.
GST: Glutathione S-transferase NAG: N-acetyl-D-glucosaminidase
AAP: Aranin aminopeptidase ALP: Alkaline Phosphatase
GOT(AST): L-Aspartate 2-oxoglutarate aminotransferase
GPT(ALT): L-Alanine 2-oxoglutarate aminotransferase

図 5.8

である．Cd の経口投与量の多い，20，30，60 mg/kg の各実験群では，Cd は MT に結合される割合が低下し，MT に結合されない非 Cd-MT (non-Cd-MT) の濃度が小腸や腎臓中で増加していることが明らかとなった．

雌ラットの実験の場合も，Cd を定量的に経口投与し，累積投与量と，体内に蓄積した Cd 総量との割合を算定し，腸管から体内に取り込まれた Cd の割合から腸管吸収率を求めたのが表 5.3 である．雄ラットの場合と同様経口的に投与した Cd 量の 0.31〜0.66％の Cd が腸管から取り込まれ腸管吸収率は動物の週齢により変化し，若年齢時は比較して腸管吸収率は高い傾向を示し，加齢により腸管吸収率は低値を示す傾向にあることが考えられた．平均して約 0.5％の Cd が腸管から吸収されるものと考えられた．したがって，2 mgCd/kg 群の Cd の体内取り込み量は 8 μgCd/kg/day，60 mgCd/kg 群では 306 μgCd/kg/day と推定された．

雌ラットにおける Cd の腎臓蓄積濃度と腎臓機能，肝臓機能，骨代謝などへの有意な影響を示した図 5.10 から，雄ラットにおける実験結果と同様に，骨

図 5.9

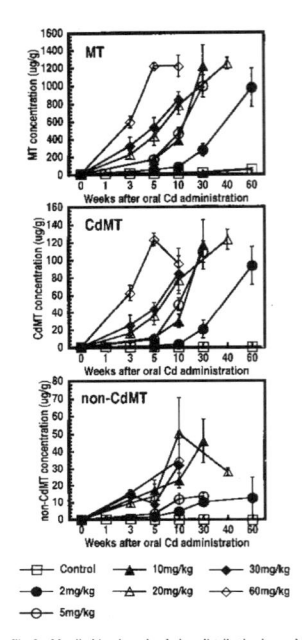

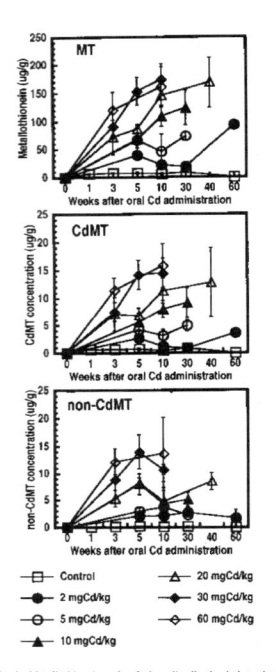

Fig. 3. Metallothionein and cadmium distribution in renal cytosol fraction after long-term oral cadmium administration.
MT: Metallothionein, CdMT: Cadmium metallothionein, non-CdMT: Non cadmium metallothionein.

Fig. 4. Metallothionein and cadmium distribution in intestinal cytosol fraction after long-term oral cadmium administration.
MT: Metallothionein, CdMT: Cadmium metallothionein, non-CdMT: Non cadmium metallothionein.

代謝への影響を指標としたときCdの投与量が多い実験群では短期間で,腎臓中のCd濃度が低濃度であっても骨代謝指標の有意な変化が認められた.また,腎機能についても同様な傾向が認められ,Cdによる腎機能や骨代謝に及ぼす影響ではその臨界濃度がCdの投与量と投与期間の条件の違いにより異なる事が考えられた.

骨代謝への影響

骨中Cdの蓄積について,大腿骨中のCd濃度を測定した(図5.11).また,骨代謝に関するFeやZnについて測定した.骨中Cdの蓄積濃度はCdの投与量の増加に依存して増加した.また,FeとZnも骨中Cdの蓄積増加に応じて初期には低下傾向を示したが,その後,骨密度の低下の進行に応じて一転し

表5.3

Table 1. Cadmium accumulation, cumulative rate and calculated cadmium intake from gastrointestinal tract after long-term oral cadmium administration in female rats.

Experimental Groups	Weeks	Cumulative Rate (%)	Calculated Intake Dose (mgCd/kg)	Mean (μgCd/kg)
2 mgCd/kg	5	0.42 ± 0.09	0.008	
	10	0.31 ± 0.04	0.006	
	30	0.44 ± 0.15	0.009	8
	40	0.44 ± 0.14	0.009	
	60	0.31 ± 0.18	0.006	
5 mgCd/kg	5	0.43 ± 0.11	0.022	
	10	0.41 ± 0.08	0.021	
	30	0.59 ± 0.18	0.030	23
	40	0.42 ± 0.06	0.021	
	60	0.43 ± 0.08	0.022	
10 mgCd/kg	5	0.53 ± 0.19	0.053	
	10	0.53 ± 0.05	0.053	
	30	0.59 ± 0.09	0.059	51
	40	0.50 ± 0.06	0.050	
	60	0.40 ± 0.02	0.040	
20 mgCd/kg	1	0.52 ± 0.05	0.104	
	3	0.54 ± 0.09	0.108	
	5	0.66 ± 0.16	0.132	
	10	0.59 ± 0.07	0.118	113
	30	0.51 ± 0.05	0.102	
	40	0.29 ± 0.04	0.058	
	60	0.20 ± 0.03	0.040	
30 mgCd/kg	1	0.45 ± 0.05	0.135	
	3	0.64 ± 0.07	0.192	148
	5	0.43 ± 0.04	0.129	
	10	0.45 ± 0.01	0.135	
60 mgCd/kg	1	0.60 ± 0.38	0.360	
	3	0.53 ± 0.16	0.318	306
	5	0.47 ± 0.04	0.282	
	10	0.44 ± 0.02	0.264	

Mean explains the average value of calculated intake dose.
Cumuiative rate was calculated as the rate of total cadmium content in various organs (brain, lungs, heart, liver, kidneys, spleen, pancreas and uterus) to cumulative dose of oral cadmium administration.

て増加を示した．その程度はCd投与量の多い実験群（20～60 mgCd/kg）でより顕著であった．Cdの蓄積の影響として，骨髄でのヘム代謝に関連したFe濃度の変化や骨の吸収や形成に関わる（リモデリング）両元素の関与が考えられた．Cdによる貧血では，鉄欠乏性貧血やエリスロポエチン低下による腎性貧血を示唆した研究があり，大腿骨中のFeやZnの挙動が骨代謝と共に，ヘム代謝，貧血と関連していることが考えられた．

種々のCd投与による，雌雄の大腿骨骨密度の変化と骨代謝に関する骨吸収，骨形成の指標の変化を図5.12に示した．雄ラットに比べ雌ラットではCd曝露による骨密度の低下が顕著である．雄ラットでは2, 5, 10 mgCd/kgの各低濃度Cd実験群では骨密度の有意な低下は認められないが，雌ラットでは同様なCd曝露で有意な骨密度の低下が量依存的に認められた．また，雌雄

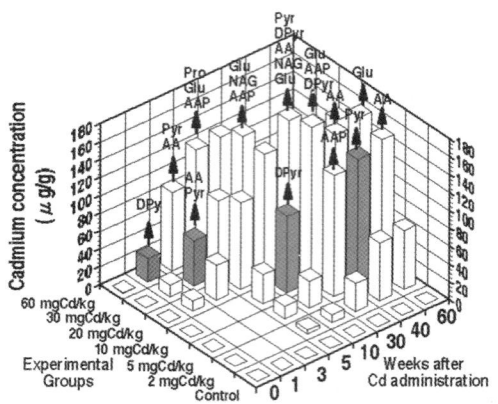

Fig.2. Cadmium concentration in kidney and enzyme activity in urine and plasma after oral cadmium administration in female rats.

Arrows show the significantly increased enzyme activity relative to the control group at p<0.05 by ANOVA-Scheffe test.
GST: Glutathione S-transferase　NAG: N-acetyl-D-glucosaminidase
AAP: Aranin aminopeptidase　ALP: Alkaline Phosphatase
GOT(AST): L- Aspartate 2-oxoglutarate aminotransferase
GPT(ALT): L- Alanine 2-oxoglutarate aminotransferase
AA: Amino acid　Glu: Glucose　Pro: Protein

図 5.10

ラットの実験で，骨代謝の骨形指標の血中オステオカルシン（GBP）の高値や骨吸収の指標の尿中デオキシピリジノリン（DPyr），ピリジノリン（Pyr）の有意な排泄増加が認められ，これらの指標の変化についても雌ラットの方が顕著であった．すなわち，Cdの骨代謝に及ぼす影響は性差が存在することが考えられた．

　病理写真はイタイイタイ病患者の骨組織標本である．組織中の濃染部が類骨（図中矢印）を示している（図5.13）．正常な骨形成ではこの類骨部にCaやPが蓄積し石灰化され正常な骨が生成されるが，イタイイタイ病では類骨が正常に石灰化されずに骨中の類骨割合が増加し骨軟化症，骨粗鬆症様骨軟化症を引き起こすとされている．この骨代謝障害は腎臓の皮質部分にCdが蓄積されビタミンD代謝を阻害して二次的に引き起こされると考えられている．

　雌雄ラットの実験でも大腿骨の類骨を吉木法で染色し，画像解析した．雄ラットでは類骨割合の顕著な増加は認められなかった．2 mgCd/kg群と10 mgCd/kgの投与3週目と5週目で類骨の有意な増加が一時認められた．しか

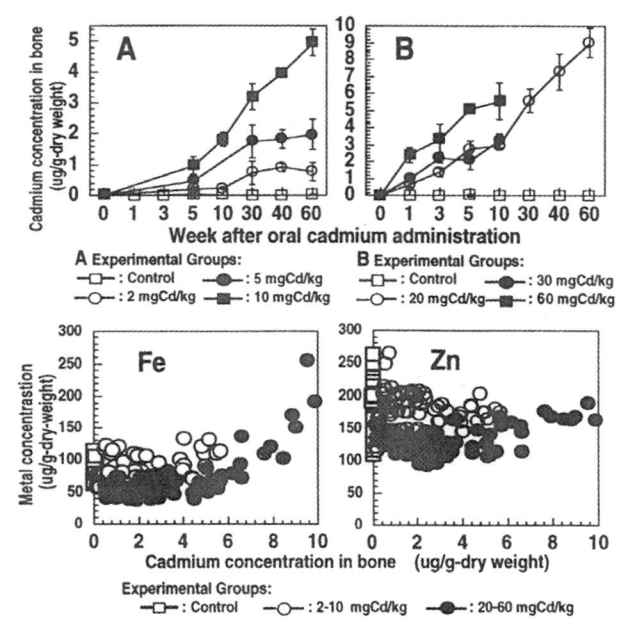

Fig. 3 Metal concentration in the femur after oral cadmium administration in female rats.

図 5.11

し，その他の実験群では対照群に比して低値を示した（図 5.14 A）．一方，雄ラットの実験結果に比べ，雌ラットでは大腿骨の類骨割合は 10, 20, 60 mgCd/kg の各群で，図 5.14 B に示した時期で有意な類骨割合の増加が，骨組織の部位に関連して認められた．雌ラットの方が雄ラットの場合に比べ Cd の骨代謝に及ぼす影響がより顕著であり性差があることが考えられた．

腎臓近位尿細管組織の所見

腎臓組織の病理所見では，再生像（図 5.14 B），空胞形成像（図 5.15 C）などの所見が認められた．特に，再生像は Cd の曝露量に依存して観察された（表 5.4）．

生化学所見の有意な変化と病理所見の変化との関係ではほぼ同様な時期に

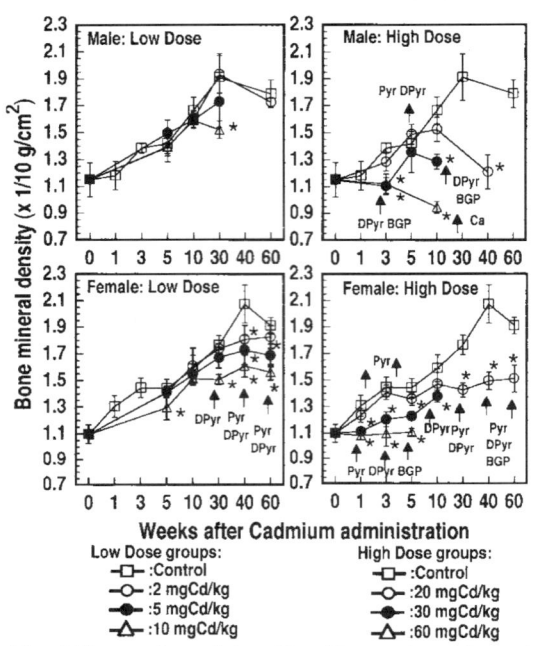

Fig. 1 Bone mineral density of femur in male and female rats after oral cadmium administration.

図 5.12

所見が認められたが, 生化学所見の方がやや早期に観察される傾向にあった.

　腎臓の病理検査結果を, 認められた所見毎に分類し表 5.4 に示した. 検査評価に当たってはブラインドで評価した後, 分類番号に従い集計した. 表 5.4 に示したように再生像の所見は, Cd の投与量と投与期間の組み合わせに応じて, また, 生化学所見の有意な変化の時期に対応して認められた. この場合, 腎臓中 Cd の臨界濃度は一定でなく Cd の曝露量と曝露期間の組み合わせにより, 比較的大量曝露群 (30, 60 mgCd/kg/day 群) は腎臓中 Cd 濃度が低濃度で曝露期間も短期であっても有所見が観察された. 一方, 低濃度 Cd 曝露群 (2, 5 mgCd/kg/day 群) では, 長期の Cd 曝露で腎臓中 Cd 濃度が高濃度に至って有所見が認められるようになることが明らかとなった. 空胞形成やエオジノ顆粒体 (図 5.15 A) の各所見は量影響関係が明確には認められなかった.

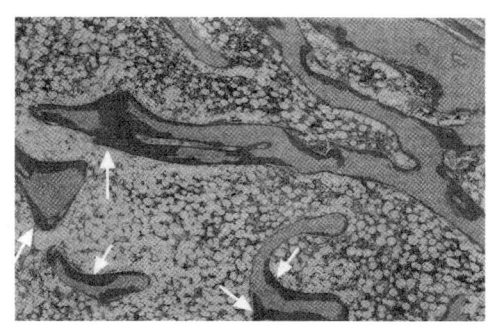

図5.13 イタイイタイ病における「骨粗鬆症を
伴う骨軟化症」の組織像
断裂した不整形の骨梁と類骨（濃染部）
の増加を示す．（腸骨．吉木法，×25）
（矢印：類骨部を示す）

ヒトの肝臓腎臓中のカドミウムとメタロチオネイン濃度

とくに疾病が認められない交通事故死したヒトの腎臓，肝臓中のCd濃度とMTを測定した．図5.16は，腎臓皮質中のCd濃度を年齢別にプロットした図である．被検試料の中に米国人1名が含まれていたので黒丸で示した．明らかに同年の日本人に比べ米国人の腎臓皮質中Cd濃度は低値を示した．日本人のCd摂取（曝露）が米国人に比べ高いことが考えられた．Cdは加齢に伴い腎臓皮質中に蓄積されることが認められた．同様に肝臓中のCd蓄積，必須元素のZn，Cu濃度の加齢に伴う変化を棒グラフで示した．また，MT濃度の加齢に伴う変化も併せて示した（図5.17）．

MTとZn，Cuは0〜1歳の年齢層で高値を示し，その後低下した．しかし，0〜1歳の時期に認められなかったCdが，加齢に伴い蓄積が増加するに応じてZnとMTが増加した．Cuは加齢による増加は示さなかった．汚染元素であるCdの蓄積に応じたMTの誘導によりCdとZnがMTに結合され蓄積されたことが考えられた．

腎臓中Cd蓄積についても腎臓皮質と髄質についてMT濃度の変化と共に調べた．腎臓の皮質，髄質中のCdとMTは加齢に伴い70歳頃まで増加するが，

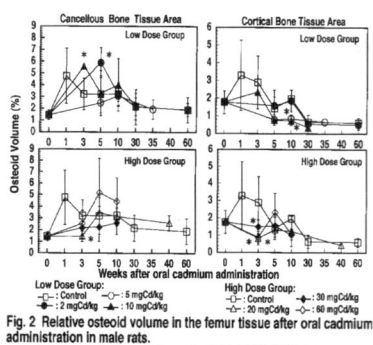

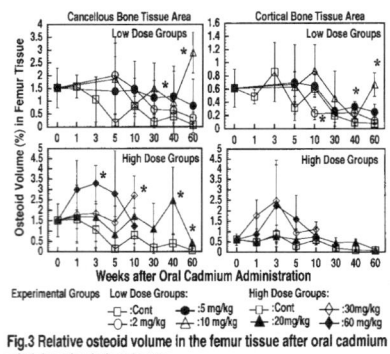

図 5.14

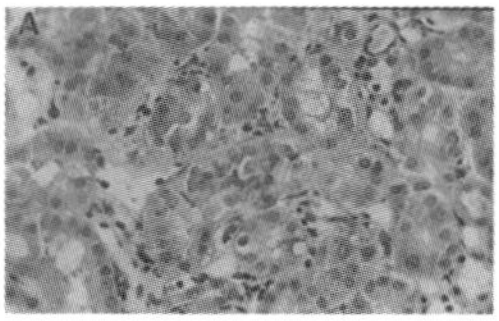

図 5.15

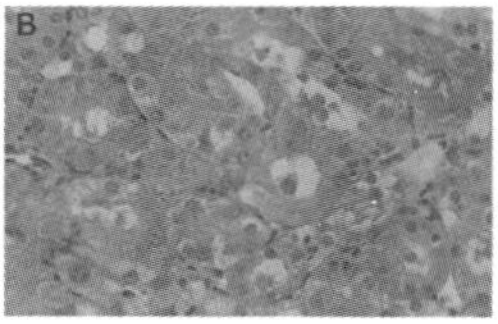

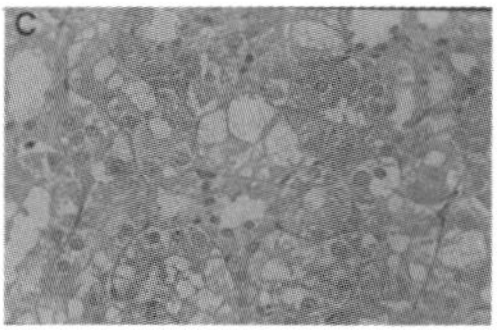

その後低下することが認められた．MT濃度も同様な加齢に伴う増減の変化を示した（図5.17, 5.18）．

このような動物実験の結果とヒトの測定結果について，ラットの寿命を2年，ヒトの寿命を100年として，Cdの腎臓中への蓄積曲線を図5.19に示した．ラットでは全腎臓中Cd濃度を，ヒトでは腎臓皮質中のCd濃度の蓄積パターンを図に示した．全腎臓中Cd濃度から腎臓皮質中Cd濃度の推定は全腎臓中Cd濃度を1.5倍することにより推定できることから，y軸左の値を1.5倍して右側のy軸に1.5倍の値目盛りを示した．実験で用いた最低濃度の2 mgCd/kg群はヒトの場合に比べ腎臓皮質中への蓄積濃度が2倍程度高値であることが示された．また，本実験ではイタイイタイ病に相当するCd曝露群は20 mgCd/kg群が，それに相当するケースと想像された．

表 5.4

Table 2. Histopathological findings in the renal proximal tubular tissue after long-term oral cadmium administration in male rats

Histopathological findings	Exp. Groups	Weeks after oral Cd administration					
		3	5	10	30	40	60
Regeneration	2 mgCd/kg						(+) 50
	5 mgCd/kg				(+) 16		
	10 mgCd/kg	(+) 20			(+) 10		
	20 mgCd/kg			(+) 40		(++) 50	
	30 mgCd/kg			(+) 33			
	60 mgCd/kg	(+) 25	(+) 100	(+) 100			
Vacuolization	2 mgCd/kg						
	5 mgCd/kg						
	10 mgCd/kg	(+) 20					
	20 mgCd/kg						
	30 mgCd/kg			(+) 33			
	60 mgCd/kg		(+) 50 (++) 50				
Eosinophilicbodies	2 mgCd/kg						
	5 mgCd/kg						
	10 mgCd/kg						
	20 mgCd/kg		(+) 20				
	30 mgCd/kg						
	60 mgCd/kg		(+) 75	(+) 50			

Grade of positive finding in histopathological examination: (+): Very Slight (++): Slight. Each value was shown as a positive percentage relative to the samples examined in the histopathological examination.

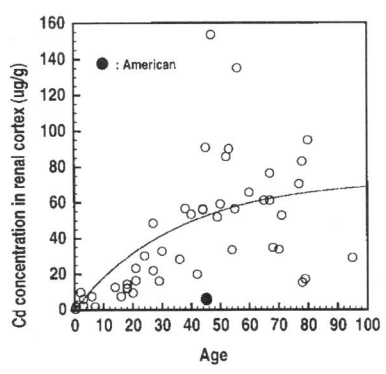

Cadmium concentration in renal cortex of human.
$y = 2.05 \times 24.72/\text{Ln}(2) \times (1 - \text{Exp}(-\text{Ln}(2) \times x/24.72))$
$R^2 = 4.519076E-1$ $r = 0.67$ $n = 52$

図 5.16

　動物実験とヒトにおける Cd の一日摂取量と生物学的半減期のグラフを作成したところ，動物実験データは一つの曲線にフィットした．しかし，ヒトのデータは摂取量が 2.05 ug/kg/day と推定され，生物学的半減期が 24.7 年と

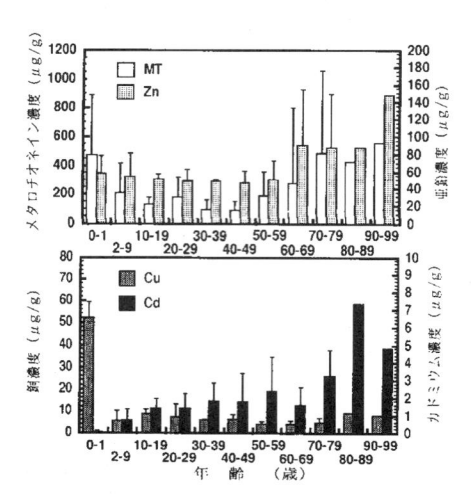

第5章 カドミウム摂取の生体影響評価

図5.17 ヒト肝臓中メタロチオネイン濃度と亜鉛，銅およびカドミウム濃度の加齢に伴う変化[17]*
*文献17にデータを追加訂正した．

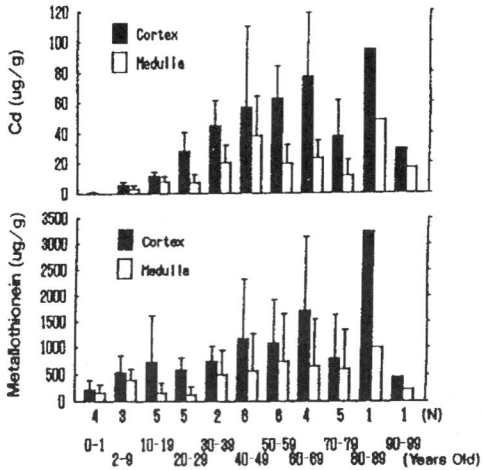

Fig.2. Alterations in metallothionein and cadmium of human kidney by age.

図5.18

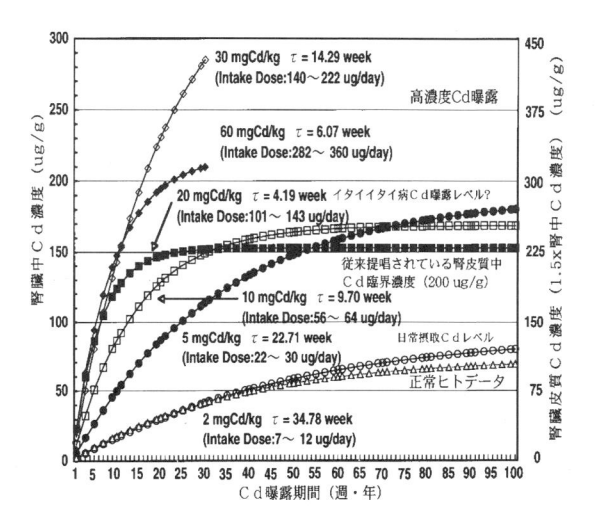

図 5.19　カドミウムの経口投与量の変化に伴うカドミウムの腎臓中蓄積と生物学的半減期（ラビット・ヒト）

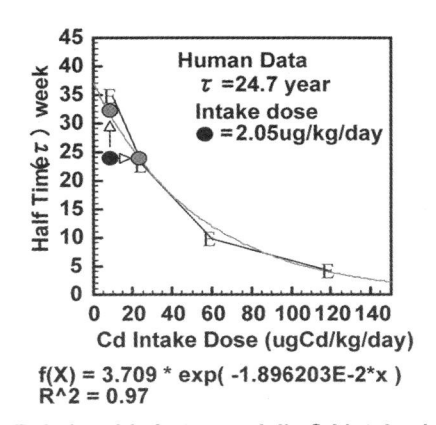

$f(X) = 3.709 * \exp(-1.896203E\text{-}2*x)$
$R^2 = 0.97$

Fig. Relationship between daily Cd intake dose and biological half time of accumulated Cd in female rats

図 5.20

算定された．ヒトの場合の推定値は動物実験の曲線にはフィットしなかった（図 5.20）．すなわち，種差や実験条件などの要因によることが考えられ生物学的半減期を延長して曲線から 32 年程度とすべきか，種差などの要因から，

動物実験の曲線をヒトのデータにあわせて平行移動すべきなのかもしれない．

Cd曝露と妊娠出産哺乳負荷の母体骨代謝と腎機能への影響

雌性動物の正常生理負荷である妊娠出産哺乳とCdの低濃度曝露の影響について検討した．妊娠に関連した母体の変化，妊娠の母体に及ぼす影響は妊娠中毒症，出産に伴う骨粗鬆症様所見などがよく知られている．このような正常な母体に及ぼす妊娠出産に伴う生体負荷に及ぼす低濃度（ヒトの日常摂取レベル）のCd摂取の修飾影響について検討することは，Cdのヒトにおける生体影響評価において，より現実的に問題を評価検討する上で重要である．ヒトと動物実験の結果からCdの経口摂取レベルをヒトへの外挿により有効なCd投与量として，1 mgCd/kg群を新たに設定して，1, 2, 5 mgCd/kg/dayの各実験群について妊娠出産哺乳の負荷との相互作用によるCdの母体骨代謝や腎臓機能への影響について検討した．

図5.21は，Cdを経口投与した場合の肝臓と腎臓に蓄積したCdの濃度を示した結果である．注射によるCdの投与では腎臓に比べて常に肝臓中のCd濃度が高値であるが，Cdを経口的に投与すると腎臓中のCd濃度が肝臓に比べ

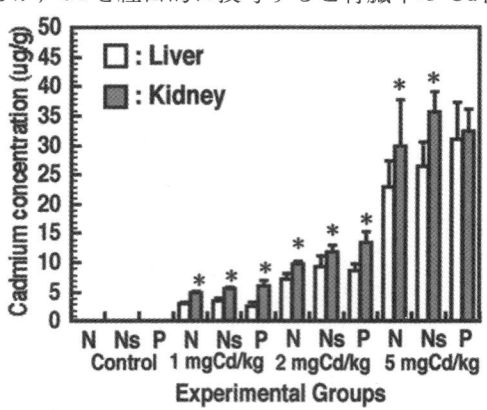

Fig. 1 Cadmium concentration in liver and kidney.
N: Non pregnancy　　Ns: Non Suckling
P: Pregnancy and Suckling
★: $p < 0.05$

図5.21

て高値を示した．これは，腸管組織中に存在し誘導されるMTにより結合されたCdがより多く腎臓に移送され蓄積することによると考えられた．このCdの両臓器中への蓄積分布は妊娠の有無，哺乳負荷の有無により違いはなかった．

妊娠出産哺乳の生理負荷に対するCdの曝露の影響を腎臓機能について検討した．腎臓の近位尿細管機能障害の影響評価指標として尿中へのβ_2ミクログロブリン（β_2-MG）の排泄は，2と5 mgCd/kgの量群で有意に増加した．とくに，5 mgCd/kgでは顕著な排泄増加が認められた（図5.22）．

Cdの大腿骨中の蓄積は各実験群で妊娠出産哺乳の負荷による蓄積の違いは認められなかった．ところが，大腿骨の骨密度の測定結果では，量依存的にCd曝露の高い，哺乳負荷群で有意な骨密度の低下が認められ，特に5 mg/kg群で顕著であり，2 mg/kg群でも骨密度の低下は明瞭であった．日常摂取レベルの2倍程度のCd摂取が，哺乳負荷の母体への影響に対して付加的な修飾影響をもたらすことが明らかとなった（図5.23）．

3点法による物理的な骨強度の測定結果では，対照群を含めた全ての実験群で哺乳負荷による骨強度の有意な低下が認められた．さらに，5 mg/kg群で

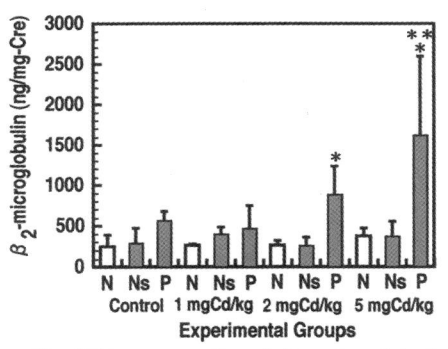

Fig. 2 Urinary excretion of β_2-microglobulin.
N: Non pregnancy　Ns: Pregnancy and Non Suckling
P: Pregnancy and Suckling
＊: $p < 0.05$ to N of Control.
＊＊: $p < 0.05$ to P of Control.

図5.22

第5章 カドミウム摂取の生体影響評価

Fig. 4 Bone mineral density of femur of female rats after oral cadmium administration and pregnancy.

* : Significant to the non pregnancy of each group at p<0.05 by ANOVA-PLSD test.
** : Significant to the pregnancy of control group at p<0.05 by ANOVA-PLSD test.

図 5.23

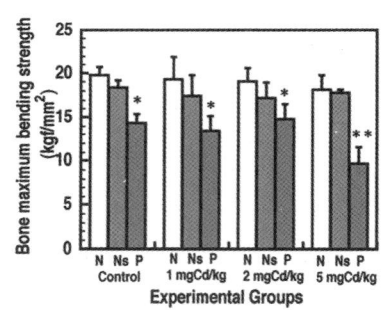

Fig.5 Bone maximum bending strength of femur after oral cadmium administration and gestation-lactation in female rats.

N: Non pregnancy   Ns: Pregnancy and Non Suckling
P: Pregnancy and Suckling
* : $p < 0.05$ to N of control group.
** : $p < 0.05$ to P of control group.

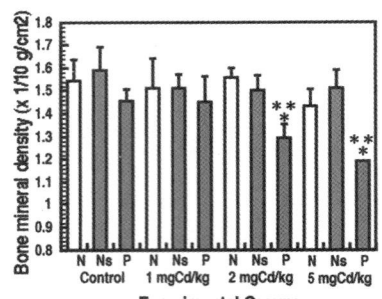

図 5.24

は他の実験群に比べて骨強度は更に有意な低下を示した．このことから，5 mg/kg群では哺乳負荷に付加的なCdの影響により骨強度が有意に低下したと考えられた（図5.24）．

また，骨形成に関する指標として大腿骨組織中の類骨割合を測定した．類

骨割合は1, 2, 5 mg/kgの各実験群で哺乳負荷により有意に増加していた．とくに5 mg/kg群では哺乳負荷のない実験群でも対照群に比較して有意な類骨割合の増加が認められた．類骨割合の変化では，1 mg/kg群の場合と2と5 mg/kg両群での類骨割合の増加は，同様と考えるより，他の所見と考え合わせると，1 mg/kg群での類骨割合の増加は骨代謝のCdによる有害影響というよりはむしろ，刺激，活性化作用によるものと考えられた．一方，2, 5 mg/kg両群の類骨割合の増加はCdの付加的影響による有害影響によるものと考えられた（図5.25）．

骨代謝における骨吸収の指標である尿中DPyrの排泄は，対照群を含めた全ての実験の哺乳負荷群で認められた．哺乳負荷の母体骨代謝に及ぼす影響の大きいことが考えられた（図5.26）．

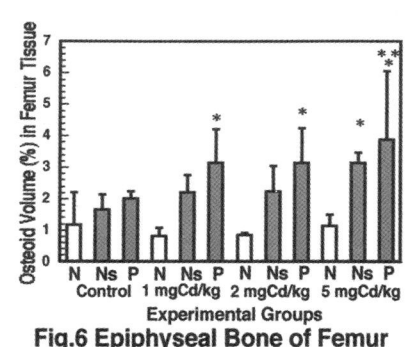

哺乳負荷とCd摂取の母体に対する影響について，腎臓機能と骨代謝に及ぼす影響について検討した結果をまとめ表5.5に示した．Cd摂取量の増加に応じて実験群では骨代謝と腎臓機能に対する影響が認められた．骨密度の低下血中Ca濃度の増加，NAG，$\beta 2$-MG，アミノ酸（AA）の尿中排泄の増加が量依存的に有意な変化を示した．骨代謝指標の変化は腎機能指標に比べ安定し

Fig.6 Epiphyseal Bone of Femur
(Proximal Bone Tissue)

N: Non pregnancy　Ns: Pregnancy and Non Suckling
P: Pregnancy and Suckling
*: $p < 0.05$ to N of experimental group.
**: $p < 0.05$ to P of Control Group.

図5.25

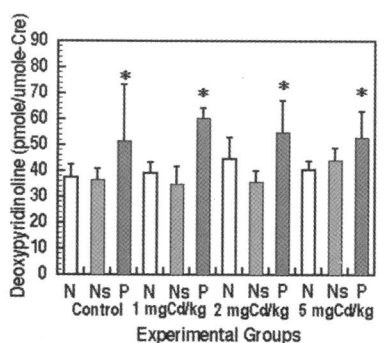

Fig. 7 Urinary excretion of deoxypyridinoline.

N: Non pregnancy　Ns: Pregnancy and Non Suckling
P: Pregnancy and Suckling
*: $p < 0.05$ to N of Control.
**: $p < 0.05$ to P of Control.

図5.26

第5章 カドミウム摂取の生体影響評価

表5.5

Table 1 Changes of an index in bone metabolism.

Exp. Groups	Control			1 mg/kg			2 mg/kg			5 mg/kg		
	N	Ns	P	N	Ns	P	N	Ns	P	N	Ns	P
BMD			↓						↓↓			↓↓
OV			↑			↑			↑			↑
BoneWeight			↓			↓			↓			↓
Bone Ca			↓			↓			↓			
Bone P			↓			↓			↓			
Plasma-Ca						↑↑			↑↑			↑↑
Urine-Ca												↑
Plasma-P												
Urine-P												
1α25OH-D												
25OH-D						↑↑			↑			↑↑
Pyr											↑	
Dpyr			↑			↑			↑↑			
BGP												↑
NAG									↑↑			↑↑
β 2-MG			↑			↑						
Amino Acid						↑↑			↑↑			↑↑
Protein			↑						↑			

↑:有意に増加　　:増加傾向

BMD:Bone mineral density　　OV:Osteoid volume(%)　　Pry:Pyridinoline　　Dpyr:Deoxypyridinoline
NAG:N-acetyl-D-glucosaminidase　　BGP:Osteocalcin　　β 2-MG: β 2-microgloblin
1α25OH-D:1α25(OH)2-D3　　25OH-D:25(OH)-D3

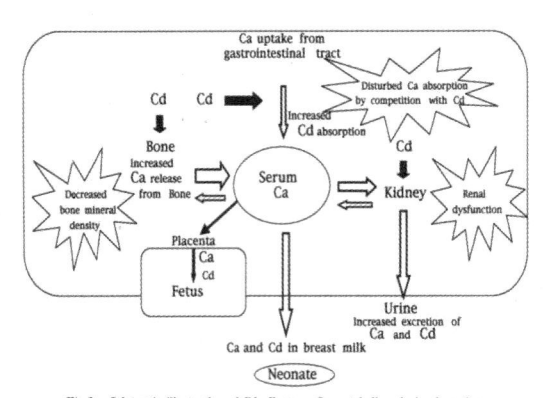

Fig.9. Schematic illustration of Cd effects on Ca metabolism during lactation.

図5.27

た指標と考えられた．

　以上の結果を基に，Cdの摂取曝露の母体に及ぼす影響を図5.27に示した．

これを基に，Cdの母仔間移行と生後離乳までの新生児におけるCdの影響について検討した．

Cdの母仔間移行と生体影響

Cdの母仔間移行を，生後1日齢と4週間哺乳を受けた新生児の肝臓と腎臓中のCd濃度を検討した結果，母乳による腸管からのCd摂取が無い，1日齢の仔ラットではCdは母体内で血液胎盤（開門）を通して移行され，肝臓中のCd濃度が腎臓中に比べ母体のCd曝露量に依存的に高値を示した（図5.28）．一方，4週間の授乳により腸管からCdを摂取した仔ラットの肝臓と腎臓中Cd濃度は，腎臓に高濃度のCdが認められた．このことから，胎児は母体から血液胎盤関門を何らかの過程を経てCdが移行し，より多くのCdが肝臓に蓄積されたものと考えられた．一方，4週齢の授乳仔ラットは母乳によりCdを摂取し，腸管組織中のMTに結合され多くのCdがより多く腎臓に移送されたものと考えられた．

子宮組織中のCd蓄積に対するZnとCu濃度の変化を調べてみると，Cdは摂取量に依存して濃度が上昇した．一方，Zn濃度もCu濃度も子宮組織中Cd

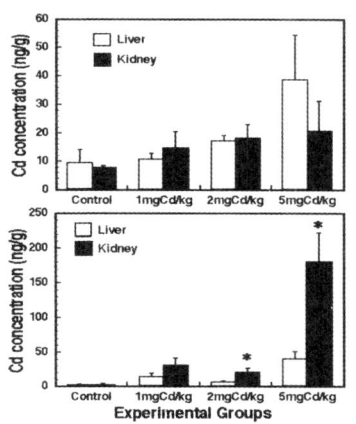

Fig. 11 Cadmium concentration in liver and kidney of newborn rats at the 1st day and at the 28th day after delivery.
＊; Significantly different to Control group at $p<0.05$ ANOVA-Sheffe rest.

図5.28

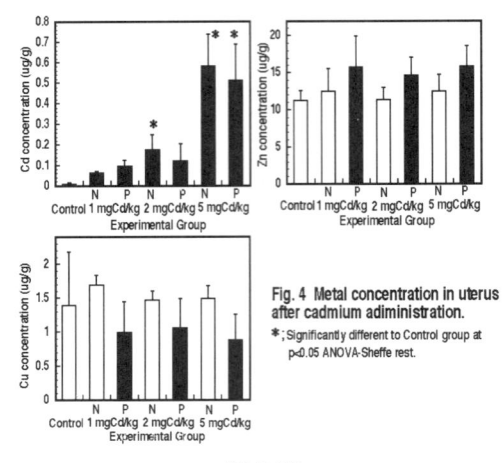

第5章 カドミウム摂取の生体影響評価

図 5.29 Fig. 4 Metal concentration in uterus after cadmium adiministration.
*; Significantly different to Control group at p<0.05 ANOVA-Sheffe rest.

図 5.30 Fig. 5 Metal concentration in placenta after cadmium adiministration.
*; Significantly different to Control group at p<0.05 ANOVA-Sheffe rest.

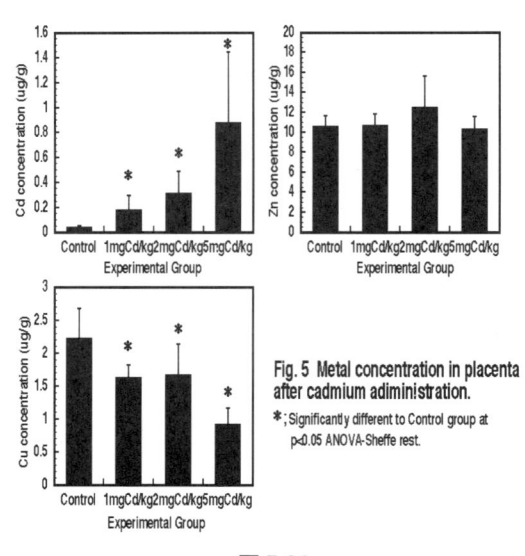

の蓄積に対して,妊娠負荷の有無,哺乳負荷の有無に拘わらず有意な濃度変化を引き起こすような影響は認められなかった.

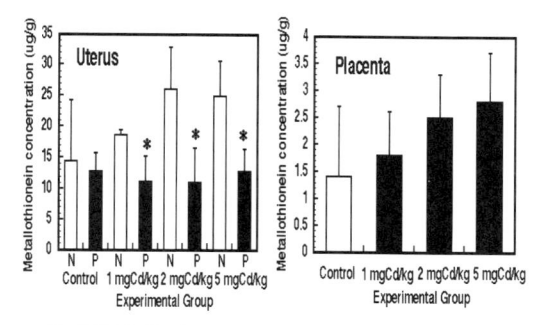

Fig. 6 Metallothionein concentration in uterus and placenta after cadmium administration.
＊；Significantly different to Control group at p<0.05 ANOVA-Sheffe rest.

図 5.31

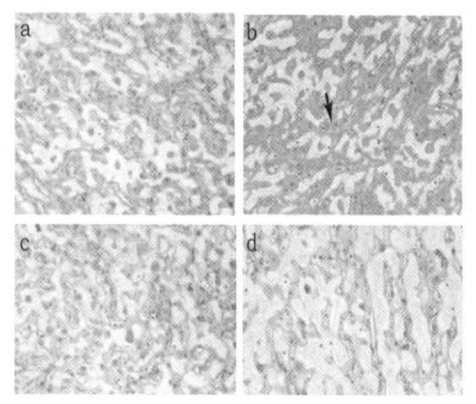

Fig. 9 Metallothionein localization in placenta tissue after cadmium administration. Experimental groups
a. Control   b. 1 mgCd/kg   c. 2mgCd/kg
d. 5 mdCd/kg   ↓；Positive staining of MT.

図 5.32

　Zn は哺乳負荷により高値を示す傾向，Cu 濃度は Zn とは逆に低下傾向を示した（図 5.29）．

　胎児の成長に関与する Zn と Cu 濃度について，胎盤組織中の Cd 蓄積に対す

るこれら必須元素の変化を検討した．Cd濃度は子宮組織の場合と同様，母ラットのCd摂取量の増加に応じて量依存的にCd濃度は増加した．これに対して，子宮組織では変化しなかったCu濃度がCdの蓄積に応じて有意に低下した．一方，Zn濃度は変化が認められなかった（図5.30）．また，子宮組織と胎盤組織中のCd蓄積に対するMT濃度を検討した．妊娠出産負荷により子宮組織や胎盤組織中のMT濃度は増加傾向を示したが有意な増加ではなかった．哺乳負荷では子宮組織中のMT濃度が非哺乳負荷に対して有意な低値を示した（図5.31）．

胎盤組織の病理学的検査では，Cdの蓄積量の増加に応じた組織の障害，とくに母仔間移行に関与する合胞性栄養細胞の萎縮がCd濃度の増加に応じて認められた．また，MTの免疫組織学的染色の程度も5 mgCd/kg群では1 mgCd/kg群や2 mgCd/kg群に比べ陽性染色の程度が低かった（図5.32）．

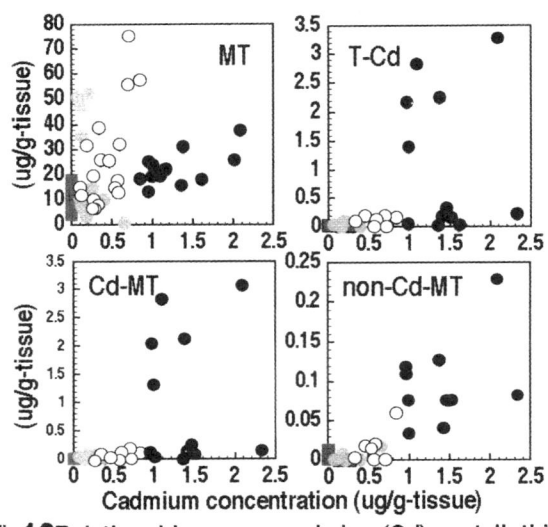

Fig.10 Relationship among cadmium (Cd), metallothionein (MT), Cd-MT, and non-Cd-MT in uterus tissue.

Experimental groups
■ ; Control　　 ; 1 mgCd/kg
○ ; 2 mgCd/kg　● ; 5 mgCd/kg

図5.33

Cdの子宮胎盤組織中での化学形態を調べるために，MT，MT結合型Cd（Cd-MT），そして，MTに結合されないCd（non-Cd-MT）を測定し算出した．子宮中のMT濃度はCdの蓄積濃度に依存して必ずしも増加しなかった．Cdは組織中でMTに結合され存在していることが示唆されたが，non-Cd-MTの形態のCdが5 mgCd/kg群で多く，CdがMTに結合されない形態で胎盤を移行し，Cdが胎児に漏出移行していることが考えられた．これは，出生1日齢の仔ラットの肝臓と腎臓中Cd濃度が，腎臓に比べ肝臓中に多くのCdが蓄積されていた結果を反映する（図5.33）．また，金属結合タンパク質MTの子宮組織での遺伝子レベルと蛋白レベルでの誘導合成を調べた．

　MTはイソタイプⅠ，Ⅱ，Ⅲがある．ヒトでは更に多く，イソMTⅠ〜MTⅣが報告されている．遺伝子発現ではPCRのサイクル数に大きな違いがあるが，子宮組織中にはMTⅠ，Ⅱ，Ⅲの遺伝子が存在し，Cdの蓄積に応じて発現の増加を示した．MTⅠやⅡの遺伝子発現に比べMTⅢの遺伝子発現レベルは非常に低かった（図5.34 A）．

　Western blotingにより，MTの蛋白レベルについて調べてみると必ずしも遺

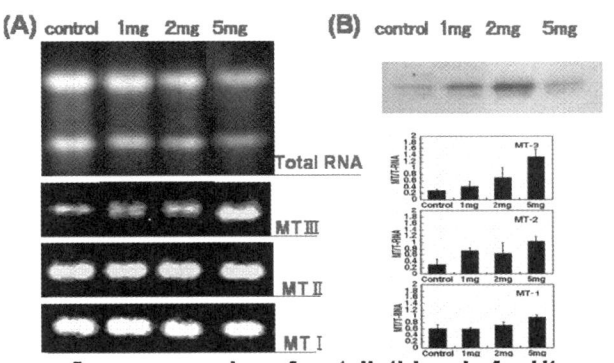

Gene expression of metallothionein for Uterus. Result of RT-PCR for iso-MT(A). Western blotting was performed by using the anti-Cd binding protein in testis antibodies (metallothionein) (B).

図5.34

伝子発現に応じた蛋白の合成は認められなかった．とくに，5 mgCd/kg群では蛋白レベルが低く，蛋白合成に関する翻訳の段階で何らかの障害が起きている可能性が考えられた（図 5.34 B）．

実験結果から Cd の耐容摂取量の推定

実験結果を基に量影響関係から，ベンチマーク用量（BMD）法によりヒトにおけるCdの耐容摂取量（TDI = NOAEL, LOAEL or BMD / UFs）の推定を試みた．

ヒトへの外挿を考える場合，様々な不確定要因が存在する．通常，最大無作用量や最小毒性量を求め，これを基にして耐容摂取量を推定する．一方で，ベンチマーク・ドーズ（BMD）から同様に耐容摂取量を求めることができる．米国のEPAが公開しているBMD算定コンピュータ・ソフトを用いて，実験で得られたデータについてBMDを算出した．化学物質の生体影響評価については，リスクアセスメントの重要性が認識されるようになっている．通常リスクアセスメントを行う場合，動物を用いた経口投与実験では，投与量（mg/kg/day）を3〜4段階に設定し，影響のエンドポイントの認められた状況から，無有害影響量（NOAEL；No Observed Adverse Effect Level）や最小有害影響量（LOAEL；Lowest Observed Adverse Effect Level）を求め，ヒトに

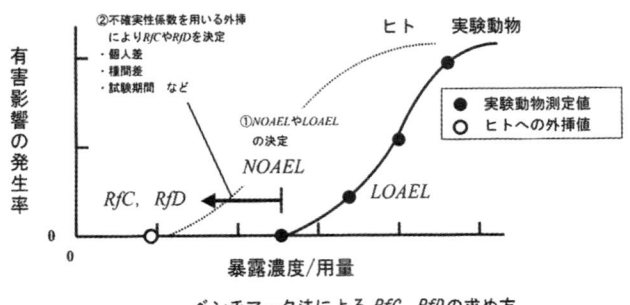

ベンチマーク法による RfC, RfD の求め方
図 5.35

外挿するが，このNOAELやLOAELを不確実係数（種差，実験条件などの不確定要因の考慮）で除してヒトにおける許容摂取量（ADI；Acceptable Daily Intake）や耐容1日摂取量（TDI；Tolerable Daily Intake）の推定を行う（図5.35)[11]．しかし，NOAELやLOAELを用いたADIやTDIの推定には問題も残されている．すなわち，実験に用いた動物数によりNOAELやLOAELが高く算定される傾向にある．また，量影響曲線から用量レベルを決定するため，その前後の詳細な用量の検討が十分ではないなどの問題がある．この問題を解消するためにNOAELやLOAELに代わるBenchmark Dose（BMD）を用いる

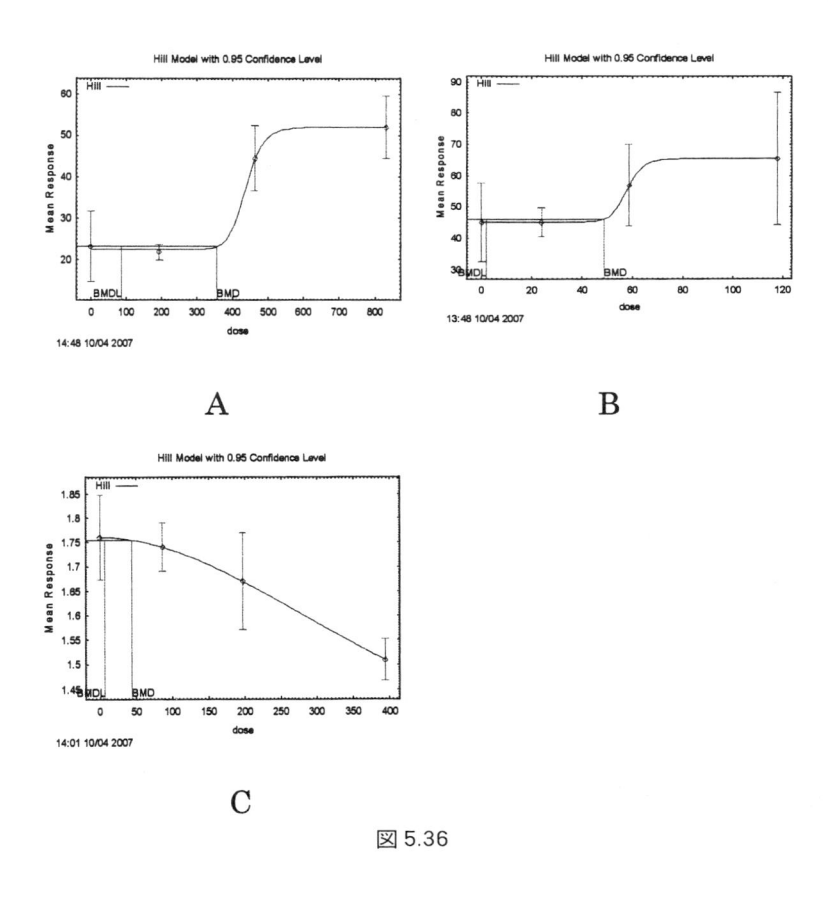

図5.36

方法が米国環境保護庁（EPA；Environmental Protection Agency）が推奨している．BMD法では，バックグラウンド値と比べ，ある有害影響の反応率があらかじめ定められた変化（BMR；Benchmark Response）を生じる用量に対して統計的な信頼限界下限値をBMDとしている．一般的には10％の有害影響発現率のBMDがNOAELに相当すると考えられている[11,12]．

　正常レベルの10％が異常をきたす影響を受けたときの10％BMDについて，その95％レンジの5％値（BMDL）がNOAELやLOAELに相当すると考えられることから，BMDL値を用いた．この値に対して各不確定係数（UF1～UF6）を選択し，耐容摂取量を推定した．図5.36は，雌ラットの実験結果について腎機能，骨代謝の指標についてBMDを求めた図である．この量影響関係の図からBMDLを求め，不確定係数を選定しCdの耐容摂取量を推定し表5.6と表5.7に示した．

　腎機能指標の尿中NAG排泄のデータを用いてBMDを算定したグラフを図5.36 A，骨代謝における骨吸収の指標である尿中DPyr排泄のデータに関するBMD算定曲線を図5.36 B，骨密度に関するBMD算定曲線を図5.36 Cに示した．各腎機能指標についてBMDを求め，不確実係数の選定に基づき推定したCdの1日は耐容摂取量を表に示した．Cd投与後5週目，10週目では，比較的大量のCd投与群（30，60 mgCd/kg群）を含めてBMDを算定した．一方，Cd投与後30，40，60週では，30，60 mgCd/kg群を含まない比較的低濃度のCd投与群のデータを用いてBMDを算定した．

表5.6　BMD法により算定した1日耐容摂取量（μg/kg/day）

Week	NAG	AA	γ-GTP	AAP	Glu
5		1.4		3.2	0.13
10		5.4	6.1	21.3	
30		10.2	5.5	53.9	37.8
40	75.8	19.7	8.9	73.9	176.1
60	82.5	9.6	67.4	26.5	12.1

表5.7　BMD法により算定した1日耐容摂取量（μg/kg/day）

Week	DPyr	Bone Density
5	1.92	1.75
10	1.72	0.29
30	7.79	6.89
40	32.94	1.22
60	50.99	9.15

不確実性係数　UFs ＝ Π（UFi）
　UF1；個体の感受性に対する不確実性
　UF2；種差に対する不確実性
　UF3；観察（実験）期間による不確実性
　UF4；LOAELからNOAEL（BMD法では10％値をNOAELとする）に外挿する場合の不確実性
　UF5；採用情報の不完全に対する不確実性
　UF6；曝露経路に対するデータの不備の不確実性

　腎機能指標のデータを基に算定した耐容摂取量は実験データなどの問題もあり，ばらつきが認められるが，低濃度長期のデータによる推定値が，高濃度実験群を含む10週目までの算定結果に比べて耐容摂取量の推定値が異なることが考えられた（表5.6）．骨代謝指標は腎機能指標に比べ安定した指標と考えられ，骨吸収指標，骨密度のデータを用いたBMDの算定から推定した耐容摂取量は，低濃度長期実実験群の40週，60週と高濃度短期実験群の5週，10週を含んだBMD算定による耐容摂取量の推定値は，腎機能指標の場合と同様な傾向を示した．

　すなわち，耐容摂取量を推定する場合，実験条件（Cd量や投与期間）などを考慮し評価することが重要と考えられた．日常生活におけるCdの耐容摂取量を推定する場合，産業職場や環境汚染など，日常生活レベルのCd摂取量に比べ比較的高濃度短期のCd曝露レベルのデータを用いて耐容摂取量を推定する場合には高値に推定され，また，低濃度長期データではMTとの結合によるCdの化学形態や体内分布の変化，毒作用の修飾などの作用も考えられ，耐容摂取量は低値に推定される傾向にあり配慮が必要と考えられた．また，これを裏付ける詳細な日常のCd摂取レベルでの疫学研究の必要性も考えられた．

　本実験結果から推定したCdの耐容摂取量は1.2～1.9 ugCd/kg/dayと推定された．また，ヒトの腎臓皮質中Cd濃度を測定したデータから求めたCd摂取量の推定値2.05 ug/kg/day（図5.20）に近似した推定値となった．この値

はWHO-JECFAが勧告するPTWI値，7 ugCd/kg/week，すなわち1 ugCd/kg/dayに比べ高値であった．不確定係数などの設定において，実験研究からヒトへの外挿の難しさを示すものであるが，WHO-JECFAのCd耐容摂取量算定のための前提条件や日常の一般地域生活者に関する疫学研究を含めさらに詳細な検討が必要かと考えられた．

以上をまとめると，下記のようなことが列記され，今後の研究の展開に繋げていきたい．

- Cdの化学形態の違いにより体内分布や生体影響は異なる．金属結合タンパク質メタロチオネイン（MT）の修飾を受ける．
- 腸管吸収率；0.2〜0.66％と推定された．
- 腎機能，骨代謝に及ぼすCd摂取の影響は雌雄で異なり雌ラットでより顕著である．
- 腎機能異常，骨代謝異常発現の臨界濃度はCd曝露・蓄積条件（曝露量，曝露期間）により異なり，一定値を取らない．腎機能異常と骨代謝異常の発現はCd摂取条件により相前後することが考えられた．
- 妊娠出産育児の母体負荷は著しいがCd曝露により骨密度の低下はより顕著である．
- Cd曝露の母体から胎児，新生仔へは胎盤・母乳を経由してCd曝露量に依存してCdは移行する．特に，胎盤組織中の栄養性合胞細胞が萎縮しCdは子宮・胎盤バリアを漏出して胎児に移行されることが考えられた．
- 日常摂取レベルのCd曝露量では著しい健康影響は認められないが，妊娠出産授乳期には，栄養因子などの修飾要因やCd摂取量を配慮すること必要と考えられた．
- 実験結果の腎機能，骨代謝指標を基に，Cdの耐容摂取量を推定（試算）したところ，推定値はCdの曝露量・曝露期間により異なり，1.22〜1.95 ug/kg/day程度と推定された．今後，耐容摂取量の推定には日常のCd摂取レベルを考慮した詳細な疫学研究を含め検討が必要と考えられた．

謝　辞

　一連の研究は，厚生科学研究助成（研究代表；土屋健三郎），文部科学省学術フロンティア研究助成（研究代表；石川　哲），北里大学大学院プロジェクト研究助成（研究代表；大槻健蔵），環境（庁）省委託研究助成（研究代表；太田久吉），平成16年〜17年度科学研究費補助金基盤研究（C（2），課題番号 No. 16590481，研究代表；太田久吉），日本公衆衛生協会並びに独立行政法人環境再生保全機構の研究助費を受け実施した．また，研究実施に関しては，恩師（故）吉川　博先生並びに Dr. MG Cherian (Canada)，佐藤　勉先生，藤田紀裕先生（日本歯科大学），相川浩幸先生（東海大学医学部）の有益な助言と協力によるものである．また，北里大学大学院衛生学研究科修士課程学生（山内洋司，中喜多　実，田中英之，浅見　聡），北里大学大学院医療系研究科環境医科学群環境毒医科学修士課程学生（市川真代，近藤隆裕，前島　幸，中川妙子，中村康宏，大川陽平），北里大学衛生学部産業衛生学科卒論生，北里大学医療衛生学部産業衛生学専攻卒論生の精力的な研究活動によるものであり，ここに感謝する．

引用文献

1) 久保田重考編：職病図譜，中央労働災害防止協会，104-106 (1979)
2) Friberg, et al. : Cadmium in the Environment 2 nd Ed, CRC press, 140-141 (1974)
3) K. Tsuchiya Ed. by : Cadmium studies in Japan A Review, Kodansha LTD, 62 (1978)
4) 吉川　博：病態生理 (3)，メタロチオネインの生物学的意義，206-212 (1984)
5) 佐藤　洋編著：Toxicology Today 中毒学から生態防御の科学へ，金芳堂，39 (1994)
6) WHO Technical Report Series : No. 901 : (2001) WHO Food Additives Series (draft), No. 46
7) IPCS : Environmental Health Criteria 134, Cadmium (1992)

8) K. Tsuchiya Ed. by : Cadmium studies in Japan A Review, Kodansha LTD (1978)
9) Scand J. : Work Environ Health, 24 suppl 1-52 (1998)
10) H. Horiguchi et al. : Dietary exposure to cadmium at close to the current provisional tolerable weekly intake dose not affect renal function among female Japanese farmers. Environ Research, 95, 20-31 (2004)
11) 吉田喜久雄, 中西準子著:環境リスク解析入門, 東京図書 (2006)
12) 中西準子, 益永茂樹, 松田裕之編:演習 環境リスクを計算する, 岩波書店 (2003)

なお, 本文の内容は下記の論文をまとめたものであり詳細については各論文を参照いただきたい.
13) H. Ohta and M.G. Cherian : Gastrointestinal absorption of cadmium and metallothionein, Toxicol Appl Pharmacol, 107, 63-72 (1991)
14) H. Ohta and M.G. Cherian : The influence of nutritional deficiencies to gastro-intestinal uptake of cadmium and cadmium-metallothionein in rats, Toxicology, 97, 71-80 (1995)
15) M. Yoshida, H. Ohta, Y. Yamauchi, Y. Seki, M. Sagi, K. Yamazaki and Y. Sumi : Age-dependent changes in metallothionein levels in liver and kidney of the Japanese, Biol. Trace Elem. Res. 63, 167-175 (1998)
16) H. Ohta, S. Asami, Y. Seki and H. Yoshikawa : Effect of oral cadmium administration on the bone mineral density and renal function in female rats. Metal ions in biology and medicine vol. 5, eds by Collery P, Bratter P, Bratter VN, Khassanova L, Etienne JC, John Libbey Eurotext, 655-660 (1998)
17) H. Ohta, Y. Yamauchi, M. Nakakita, H. Tanaka, S. Asami, Y. Seki and H. Yoshikawa : Relationship between renal dysfunction and bone metabolism disorder in male rats after long-term oral quantitative cadmium administration, Ind. Health 38, 339-355 (2000)
18) H. Ohta, M. Ichikawa and Y. Seki : Gestation and lactation modulate the effects of oral cadmium administration on renal function and bone metabolism in

female rats, Toxicol. Sci., Suppl. 60 (1), 109 (2001)

19) 太田, 他：平成12年度重金属等の健康影響に関する総合研究班－カドミウムの健康影響に関する研究－報告書, 219-222 (2001)

20) 太田久吉, 関　幸雄, 櫻井美典, 藤田裕紀, 市川真代：環境保健レポート, カドミウム低濃度摂取の腎機能及び骨代謝に及ぼす影響に対する妊娠出産負荷の修飾作用に関する研究, 68, 264-267 (2002)

21) H. Ohta, M. Ichikawa and Y. Seki : Review : Effects of cadmium intake on bone metabolism of mothers during pregnancy and lactation. Tohoku J. Exp. Med. 196, 33-42 (2002)

22) 太田久吉：医学のあゆみ, 妊娠出産・哺乳と低濃度 Cd 曝露, 11, 919 (2002)

23) 太田久吉, 前島　幸, 中川妙子, 中村康宏, 大森義文, 佐野　弘：低濃度摂取カドミウムの腸管吸収と体内蓄積指標の実験的検討. Biomed. Res. Trace Elements, 14 (4), 344-346 (2003)

24) 前島　幸, 太田久吉, 中川妙子：カドミウムの母仔間移行と Zn 及び Cu の変動, Biomed. Res. Trace Elements. 14 (4), 341-343 (2003)

25) H. Ohta : Effects of low-level cadmium intake with lactation to bone metabolism in mother rats, J. Toxicol. Sci. 28 (4), 296 (Abstract) (2003)

26) H. Ohta, Y. Maejima, T. Nakagawa, M. Ichikawa and Y. Ohmori : Evaluation of the effects of low-level cadmium intake on renal function and bone metabolism of mother rats, Proceedings of NIMD Forum 40-57, 200 (2005)

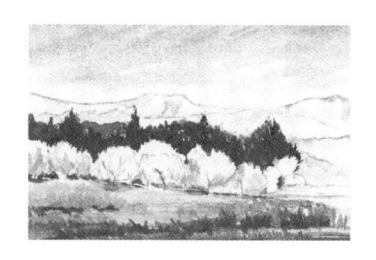

第6章
コーデックス基準策定と食の安心・安全にまつわる戦い

香山 不二雄

自治医科大学地域医療学センター環境医学部門教授

はじめに

原油価格高騰に端を発し，投機的資金の流入のせいもあるが，バイオエタノール需要のため穀物需要が増大し，穀物価格並びに食品価格の高騰が起こっている．世界貿易の中で，食糧がしめる重要さは年々大きくなっている．日本の食糧自給率は徐々に低くなり（50％以下），多くの食糧を海外からの輸入に依存している．公正な世界貿易のルールと安全な食品確保のために，世界貿易で流通する食料の規格を定めているのが，コーデックス・アリメンタウス（Codex Alimentaus）である．この言葉の由来はラテン語で，食品規格という意味をもち，1962年，国連の専門機関である国連食糧農業機関（FAO）と世界保健機関（WHO）が合同で，国際的な食品規格をつくることが定められた．その中でも，とくに，コーデックスの下部委員会の一つである食品添

加物および汚染物質に関する基準を定める食品添加物・汚染物質部会（Codex Committee on Food Additives and Contaminants（CCFAC））は，永年オランダが事務局を行ってきた．しかし，平成18年から，食品添加物は中国，汚染物質はオランダが事務局を担当するようになった．

どのような手続きで国際基準が定められるかというと，まずコーデックスが食糧農業機構と国際保健機関との合同食品添加物専門家会議（FAO / WHO Joint Expert Committee on Food Additives（以降 JECFA））に，食事や飲料から摂取する食品添加物の総許容摂取量および汚染物質の耐容摂取量を定めるために答申を行う．JECFAでは当該の食品添加物や食品中汚染物質に関するこれまで集められた科学的知見を総合的に判断し，コーデックスに評価結果のレポートを戻す．コーデックスでは，とくにCCFACでは，JECFAの判断に基づいて，個々の食品中の当該物質の許容濃度および耐容濃度案を作り，さらに幾つかのステップを踏んで，コーデックスの総会で最終的にコーデックスの基準を定める．

著者はこれまで，第55回 JECFA（2000年），第57回（2001年），第61回（2003年），第63回（2004年），第64回（2005年），第66回（2006年）の計6回参加した．また，関連の 2002 年および 2003 年の CODEX ALIMENTALIUS の会議，Codex Committee for Contaminants and Food Additives（CCFAC）に，日本政府の technical adviser として計2回参加した．これらの経験から食料の安全性確保と国際食料貿易に関して，今回考えてみたい．ここで取り上げる汚染物質は，日本人が好んで食することにより摂取量が多い物質や，とくに，西洋人はあまり食べないが東洋人がよく食する食品に多く含まれる汚染物質，すなわち，カドミウム，メチル水銀，クロルプロパノールに関してである．

1. 第55回JECFAでのカドミウム耐容摂取量に関わる戦い

　2000年5月末に私は，厚生労働省基準審査課からカドミウム基準に関する会議をするので来てほしいと連絡を受けた．当時，私は科学技術振興財団（現科学技術振興機構）の戦略基礎研究CREST「内分泌かく乱物質」のビッグプロジェクトの研究に追われていた．厚生労働省の基準審査課とはこれまで何も仕事を一緒にしたことはなく，一体何の話であろうと心当たりがなかった．実はこれが，私の研究者生活の大きな転換点になってしまった．

　厚生労働省の会議室には，顔見知りの重金属関連の研究者が数名集まっていた．会議は，厚生労働省の方からの説明ではなく，同席していた農林水産省の方から始まった．現在，コーデックスの食品添加物汚染物質委員会では，米中のカドミウム濃度の基準値を定める議論をしているのであるが，すでにコーデックスの下部委員会CCFACで，0.2 ppmという原案がこのまま通りそうであり，もし，精米中のカドミウム許容濃度が0.2 ppmと国際的に定まれば，日本国内でもこの国際基準に則って0.2 ppm以下とすると，日本の米作に甚大な影響が出るという何と大仰なお話であった．しかし，厚生労働省は，国民の健康を守るために厳しい基準が妥当であれば，そのように規制するしか方法はないという立場であった．厚労省の担当官からは，食品中カドミウムの安全性評価の科学的議論が，JECFAという会議がジュネーブで2週間後に開催されるので，JECFAでの議論に日本から専門家を派遣したい．どなたか会議に行って頂きたいとの依頼であった．基準策定のための評価の過程で，学術的不正確さや論理的問題点があれば，しっかり議論してきてほしいと，依頼を受けた．

　カドミウムの健康影響に関しては，動物実験レベルで研究は行ってきたので，何とかなるだろうと，前慶應義塾大学医学部名誉教授の桜井治彦先生とジュネーブWHOへ出張することとなった．それが，私のJECFAに関与するようになった始まりであった．

JECFAは，ジュネーブのWHO本部とローマのFAO本部とを隔年交替で会場とし，毎年6月末の火曜日から次の週の金曜日まで11日間の期間で開催される．その期間中，日曜日は休みにはなるが，土曜日もほとんどの場合，会議が開催される．限られた時間に，多くの物質に関してレポートを作成するために大変忙しい会議である．すべての評価物質は，ワーキンググループが出来て，数カ月前からモノグラムの原案を作成する．多くの引用文献に関してレビューした報告書が骨格として作られ，その内容に則って評価書が作られる．

2000年の第55回JECFAではカドミウムの評価書は，スウェーデンの研究者Järupの総説を根拠として議論が始まり，これまでの暫定耐容摂取量を半分にする原案が会期の4日目の金曜日に提案された．そこで，週末に情報を収集し説明資料を準備し，月曜日から原案の問題点を論理的に説明し，そのような強引な暫定耐容摂取量の変更は間違っていると主張を，桜井先生と私とが始めた．その内容を少し詳しくここで記載する．

Järupの総説の主張の簡単に記述すると，尿中カドミウム濃度が$2.5\ \mu g/g$ Cr以下になるようにすれば，カドミウムによる腎尿細管障害の増加を抑えることが出来る．そのためには，食事からのカドミウムの摂取量をさらに下げる必要があり，現在JECFAが勧告している7 mg/kg体重/週はあまりにも高いことを主張していた．Järupの主張の根拠が正しいかどうか求めるために，週末を使って，資料を集めて計算をした．Järupの論文にある表を（表6.1：Scand J Work Environ Health, 1998, vol 24, suppl 1 p 28より抜粋）として引用している．表6.1の腎皮質中カドミウム濃度から毒物動力学モデルの一つであるワンコンパートメント・モデルを用いて尿中カドミウム濃度を計算すると，表6.1の1列目の値から2列目の値が求められる．一方，何パーセントの集団が異常になるかという割合（％）は，カットオフ値の異なる九つの論文の尿中カドミウム排泄量と腎機能障害指標とを引用して，$\beta 2\text{-}MG$（図6.1：Scand J Work Environ Health, 1998, vol 24, suppl 1 p 27より抜粋）およびNAGの散布図を作成し，最も適切な推定（best guess）として表6.1を作成している．ここで，尿中カドミウム排泄量が$2.5\ \mu g/g$ Cr以下であれば影響は

表6.1　腎皮質中カドミウム濃度及び尿中カドミウム排泄量（U-Cd）の腎機能に及ぼす影響

腎皮質中Cd濃度（mg/kg）	U − Cd（μg/g）	影響を及ぼす割合（%）
< 50	< 2.5	0
51 − 60	2.75	1
61 − 70	3.25	2
71 − 80	3.75	3
81 − 90	4.25	4
91 − 100	4.75	5
101 − 110	5.25	6
111 − 120	5.75	8
121 − 130	6.25	10
131 − 140	6.75	12
141 − 150	7.25	14
151 − 160	7.75	17
161 − 170	8.25	20
171 − 180	8.75	23
181 − 190	9.25	26
191 − 200	9.75	30
> 200	> 10.25	> 35

※ Scand J Work Environ Health (1998) vol 24, suppl 1 p 28 より引用（文献6.2.1-7）

0％であるとしているのは，彼らのOSCAR研究でカドミウムの職業曝露のない集団の最大値をその値として採用しているからである．

　Järupは，幾つかの集団における尿中カドミウム排泄量と尿中β2-MG排泄量の上昇に関する用量-反応データを示し，根拠としている．しかし，高い尿中カドミウム濃度を示す集団は，職業曝露を受けていることから，経口曝露だけではなく，吸入曝露が含まれている．Järupの師匠であるFribergらは，腎の臨界濃度180 mg/kg（尿中カドミウム排泄量9.0 μg/g Crに相当する）になると，集団の10％に異常が出現すると推定している．Fribergらの研究も職業

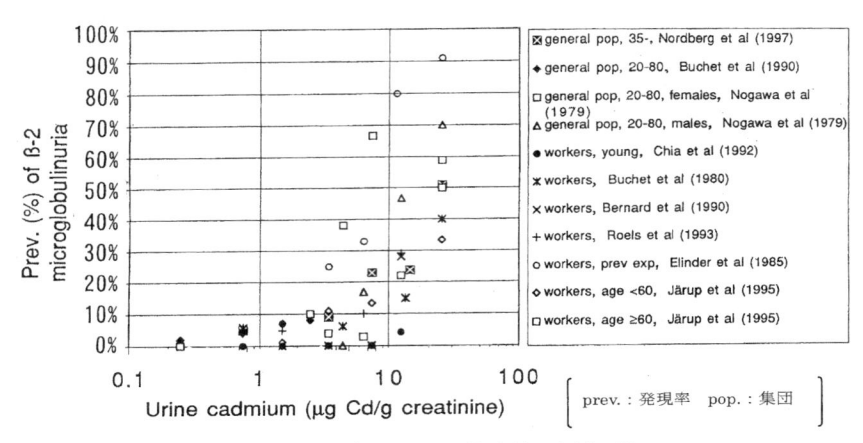

図6.1 尿中カドミウム排泄量と尿中β2-MG排泄量の上昇に関するメタアナリシス
※ Scand J Work Environ Health (1998) vol 24, suppl 1 p 27 より引用（文献6.2.1-7）

曝露被験者および環境汚染による曝露を一緒にしたカドミウム曝露の健康影響評価を行ってきた．Fribergらは，カドミウムの長期にわたる経口摂取量70 μg/日で，集団の7％に異常が出現すると，その後の推計で示している．腎皮質中カドミウム濃度50 μg/g Crは，およそカドミウム摂取量で50 μg/日に相当するとしているが，常に，その根拠は示されていない．実際に，曝露評価を正確に行った研究論文はなく，その根拠となる論文は存在しない．実際に，これほど高いカドミウムの経口曝露の集団は，職業曝露を除き，経口曝露からはヨーロッパには存在しない．

図6.2（Scand J Work Environ Health, 1998, vol 24,：suppl 1 p 42 より抜粋）は，ある集団における腎皮質中の平均カドミウム濃度と腎皮質中のカドミウム濃度が50 mg/kgを超える尿細管性蛋白尿の人の発生率の関係を示している．図6.2の発生率18％以下を拡大し，腎皮質中平均カドミウム濃度を食品からの平均カドミウム摂取量に置き換えたものが，図6.3（Scand J Work Environ health, 1998, Vol 24：suppl 1 p 42 より抜粋）である．ただし，その根拠は示されていない．

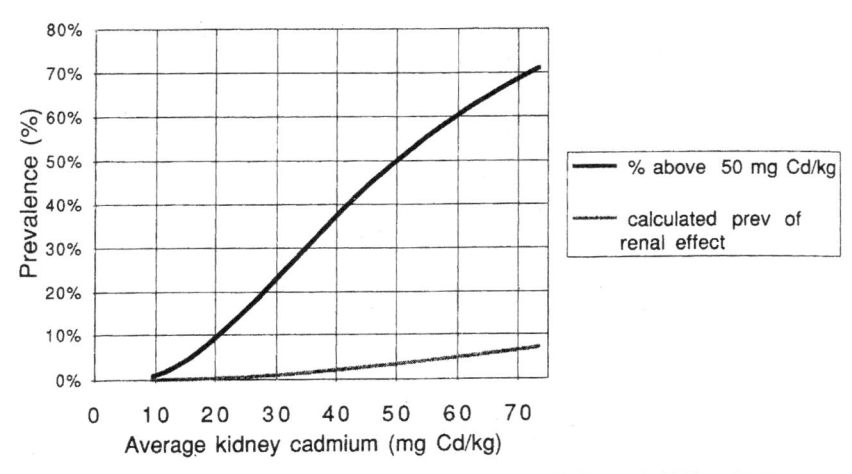

図6.2 腎臓中カドミウム濃度50 mg/kg超過者の割合と尿細管性蛋白尿の発生率算定値[a]

※ Scand J Work Environ Health (1998) vol 24, suppl 1 p 42 より引用
（文献6.2.1-7）

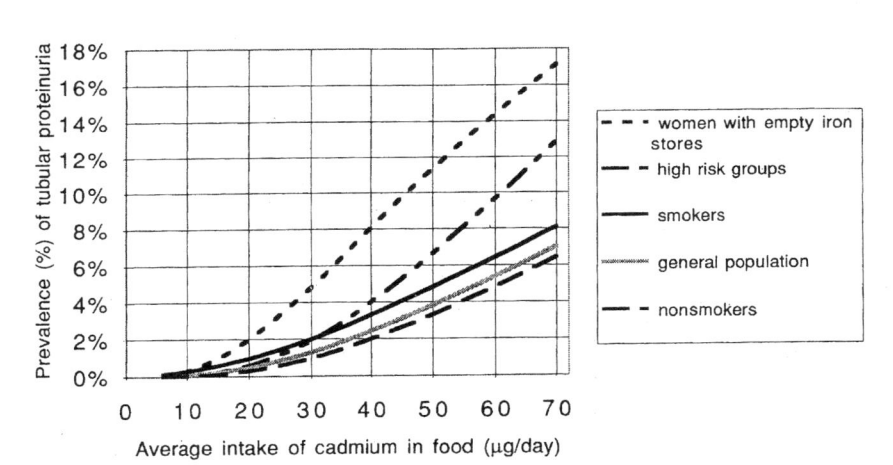

図6.3 カドミウム摂取量と腎に対する影響の発生率

※ Scand J Work Environ Health (1998) vol 24, suppl 1 p 42 より引用
（文献6.2.1-7）

入念な準備の基に臨んだ月曜日のJECFAの会議では，櫻井および著者が，Järupの論文には論理のすり替えがあることを，説明資料や計算結果を示しながら詳しく説明し，その根拠となる論文がないことを繰り返した．それでようやくJECFAの委員会メンバーの大部分の賛同を得ることが出来た．しかし，そうなると残った会期3日間で結論を作成しなければならない．そこで，我々が説明で使用したワンコンパートメント・モデルのカドミウムの腸管からの種々の吸収率を用いたときのシミュレーション結果を用いて，結論を作成することになった．結果的には，第55回JECFAでのカドミウムの評価は，妥協の産物であり，いろいろな関係した個人，団体にとって都合のよい玉虫色の結論であった．すなわち，基準がより厳しくなってほしい人には厳しくなったと見なすことができ，現状維持を望む人には，吸収率を低く考えればそう見なすことができる．その後，国内でこの評価が論理的にも科学的にも間違っていると指摘する専門家もいた．

　JECFAの出張は，単に専門家として議論してくるのみであった筈が，科学的論争（ディベート）に勝ってしまった．また，JECFAの原案を2週目に入ってつぶしてしまったことは，会議の運営上にはあまり好ましいことではなく，次回参加する時には，日本から調査結果を提示して，きちんとした結論に到達するようにしたいと肝に銘じた．

2．食品中カドミウムの健康影響評価のための疫学調査

　JECFAでの評価結果を受けて，我々は2001年から厚生労働科学研究費を頂き，全国のカドミウム曝露の高い集団での疫学調査をすることとなった．カドミウム濃度の高い米が見つかる地域の農業従事者は自家産米を永年食しているので高曝露被験者である．女性は腎臓にも骨にも特にカドミウムの影響が出やすい集団と考えられている．ちなみにタバコ煙からのカドミウム曝露が無視できるレベルではなく，男性の喫煙率の高さから男性農業従事者は被験者とはしなかった．調査協力の依頼は，国や県から行おうとしてもそれぞ

れの思惑などから，依頼しても時間が経過するのみで，次回のJECFAの評価に間に合わないという状況であった．そこで，個々の農協の女性部に直接調査依頼をするという作戦に切り替えた．その後も大変苦労したが，2007年までに全国9カ所3,000名弱の農家女性の調査を行うことができた．

その調査研究に必須としたものは，
  1. 実際に経口曝露を出来る限り正確に評価すること
  2. 腎機能および骨密度への影響評価を行うこと
  3. カドミウム吸収率を求めること
であった．この結論を簡単に記載すると，耐容摂取量を超えるカドミウム曝露を受けている農家の女性においても，腎機能および骨密度の低下は年齢による低下を差し引けば，統計学的に差が全く見られなかった．

3．それ以降のJECFAでの評価

　この結果をもって，2003年の第59回JECFAにおいて再度評価を行った．私もdocumenting groupに参加し，事前に作成された原案通りに議事は進み，耐容摂取量を超える集団でも明らかな健康影響が出ていないことが明らかとなったため，現在の暫定週間耐容摂取量7 mg/kg体重/週を変更する必要はないという結論になった．論点の変更はほとんど変化なかったが，第1週目で評価を行ったメチル水銀で，安全率に関して徹底して議論した後に，カドミウムでは安全率を掛け算する余地がないことが際だっていた．これまで，あまりJECFAの経験のない若い参加者からJärupなど北欧のデータから安全の幅がなくとも，安全率を掛けてより厳しい基準をJECFAのリスク評価結果として出すべきであり，手心を加えるのはリスク管理をするリスクマネージャーに任せるべきであるとコメントがあったが，JECFA議長が「カドミウムは食糧供給の問題からまた，自然界に存在する事から敢えて厳しくすべきでない」と発言があり，退けられ，ほとんど原案通りにすんなりと結論として採択された．

　また，2004年3月に開催されたCCFACで，米，小麦，大豆，野菜，海産

物などの個々の食品の基準値を，原案通りおよびその他の値として定めた場合の確率論的な曝露評価をするようにと依頼があった．

日本政府では，農林水産省が全国で調査してきた米試料3万点のカドミウムの測定値を含む3万6,000点余りの食品中カドミウム濃度と，厚生労働省が行ってきた国民栄養調査のデータ5年分，5万人の食品摂取量のデータを用いて，確率論的曝露評価（モンテカルロ・シュミレーション）を行った．その結果を2005年2月の第64回JECFAに評価文書として提出して，最終的に，米，小麦，魚介類などの基準値をどの程度に設定するのが妥当か議論を行った．この時も日本の提出したデータから，濃度分布が広い食品中の汚染物質の基準値を厳しくして，市場から基準値以上の食料を排除してみても，曝露総量の人口全体の分布はほとんど変化することはない．そのスクリーニングのためのコストと市場から失われる食料のことを考慮すると現実的な対策ではない．すなわち，生産地での栽培技術などで汚染物質の低減対策を行うことがより現実的で有効な対策であることが暗に示された．以上のような経緯を経て，やっとコーデックスのカドミウムの基準が2007年に定まった．その結果は，日本の提案に沿ったものになった．現在，日本国内で基準の改定のための審議が，内閣府食品安全委員会で行われている．

4．一般国民のカドミウム曝露量

これまでの我々の調査は，日本国内で最も高いカドミウム曝露を受けている集団を調べてきた．では，一般国民のカドミウム曝露量はどの程度であろうか．非汚染地域での一般住民の曝露量については，1977年よりWHOによるGlobal Environmental Monitoring System（GEMS）の一環として，国立医薬品食品衛生研究所が地方衛生研究所8～12機関と協力して食品中汚染物質のトータルダイエット・スタディ法（TDS法）による摂取量調査を実施している．この調査結果によると，カドミウムの摂取量は，1970年代後半に46 μg/人/日であったが，それ以降，かなり減少してきており，2005年に22.3 μg/人/日（体重53.3 kgで2.9 μg/kg体重/週）となっている．また，1996年から2005年までの10年間の平均摂取量は，26.3 μg/人/日（体重53.3 kgで3.6 μg

/kg体重/週)であり，FAO/WHO合同食品添加物専門家会議(JECFA)が設定した暫定耐容週間摂取量(PTWI)の約50％である．それ故，一般住民は，たとえカドミウムの高めの米や食品をたまに食べたとしても，総量として特に心配する曝露量でないことが判る．

5．日本の醤油は大丈夫？　クロルプロパノールに関して

第57回JECFA(2001年6月)では，クロルプロパノール類の中でも，3-Choloro-1, 2-propanediolと1, 3-Dichloro-2-propanolの両物質(以下，クロロプロパノール)は植物蛋白質の酸分解過程で不純物として産生され，発癌性が問題とされている．食品からの摂取として大部分が醤油摂取に由来するが，伝統的な発酵による製造法では両物質はほとんど産生されないので，日本国内で伝統的な製法の醤油中濃度では問題ないであろう．旨味調味料に関しては，日本国内の生産者にある程度の影響がでる可能性がある．中国，東南アジア，韓国のオイスターソース等の調味料など製造業者には製造法の変更など，大きな経済的打撃になる可能性がある．

3-Choloro-1, 2-propanediolと1, 3-Dichloro-2-propanolの評価は80年代に論文があるが，あまり大きな研究はされていない．今回のもっとも重要な評価文書となった論文は公表されている論文ではなく，ネスレが行った報告書であった．GLPの研究機関で行われた研究報告書は公表されていなくても評価文書とできるためである．この報告書の評価では，一番低い投与量をNOELと評価しているにもかかわらず，JECFAのdrafting groupの評価は，最低投与量をLOELと評価し，高い安全率を掛け算して，より低いProvisional Maximum Tolerable Daily Intake(PMTDI)を設定するようにした．ちなみにJECFAのdrafting groupの構成員は，スイス，オランダ，アメリカであった．

この論理の展開は，研究結果を自分たちの都合のよいように解釈している．科学的にどうも頂けない．その背景としては，会議の一週間前にEUの同物質の基準値を定めているが，その値と同じに落ち着かせようとするEUからの参

加者の意図が見え隠れする．さらに，結果として酵素による加工法をすでに確立し製品化しているネスレにとっては，アジア諸国からの旨味調味料の市場から締め出しをすることができる利益も当然予想される．

この議論の最中，日本やタイからの参加者から，科学的に間違った評価であると指摘し，さらにアメリカ合衆国のDr. Shubikからも議論の間違いを指摘があった．しかし，裁定権のあるWHO committeeメンバーの意見でその議論は，drafting groupの原案通り，PMTDIを0-2μg/kg体重とすると可決され，より厳しい基準となった．

さらに，2006年6月にローマで開催された第66回会議では，子宮内曝露により生まれた雄ラットの精子形成に悪影響のあるとする論文に基づき，さらにPMTDIを半分にするとする原案が検討されていたが，第2週目に入り，その論文のデータ解析の信憑性が疑われたため，その論文は採用されず，現行のPMTDIのまま定められた．耐容摂取量の本論とはずれるが，この会議での我々の意見は，クロルプロパノールをほとんど含有しない伝統的醸造法の醤油が日本人にとってsoy sauceであるので，この文書でsoy sauceという表現を使わないように主張したが，コーデックスのこれまでの議論をふまえれば，それは不可能であった．そこで，文書の初めに対象となる酸分解蛋白質を含むsoy sauceのカテゴリーを記載することで矛を収めることとした．

6．メチル水銀

メチル水銀の評価は，第16回，22回，33回JECFAで評価されてきた．そして，55回JECFAで評価されてきた．これまで，各委員会は暫定耐容週間摂取量Provisional Tolerable Weekly Intake（PTWI）200μgを維持してきた．欧米では体重60kgを用いると，3.3μg/kg/weekまたは0.48μg/kg/dayである．一方，日本では体重50kgを用いてきたので50kgとして計算すると，2.4μg/day＝0.17mg/weekとなり，それに基づいて，日本の国内の魚類の水銀許容濃度が定められ，水俣湾などでは規制が行われてきた．

2003年6月にローマのFAO本部で開催された第61回JECFAにて，メチル水銀が再度評価された．ファロー諸島，セイシェル諸島の疫学研究のデータ

を主要に採用し，ニュージーランドでの研究データに関しては被験者の数が少ないことを主な理由として最終的な評価から除かれた．最も議論されたのは不確実係数（Uncertainty factor）に関してである．まず，母親の髪中のメチル水銀濃度から血中濃度に換算する係数を250とした．さらに，ファロー諸島およびセイシェル諸島のそれぞれの疫学調査の間の毛髪中のメチル水銀の平均値のばらつきおよび個人間のばらつきを含む不確実係数として2とすること，さらにトキシコキネティックスの不確実係数として$\sqrt{10}$すなわち3.2を用いるとした．すなわち，2と3.2を掛け合わせて，全体の不確実係数を6.4とすることとなった．

JECFAの評価結果は，全世界の食品の規格・基準を定める場合，常に参考にされる，非常に権威のある基準である．しかし，その報告書やモノグラムを読んでもなかなか理解できない部分がある．JECFA流の解釈の過程，ステップがあり，初めて参加する委員にとってはわかりづらく，経験を重ねてやっと理解できるようになる部分もある．しかし，安全率，不確実係数の決め方など，その場の議論を聴いていないと評価文書だけではなかなか理解することができないものがある．この不確実係数に関しても，毛髪中のメチル水銀濃度から血中メチル水銀濃度に換算する過程で2とする不確実係数があるので，これ自身がトキシコキネティックスであり，二重に不確実係数を掛け算していると，指摘があった．すなわち，不確実係数が大きければ，最終的な耐容摂取量は少なくなり，厳しい基準になる．しかし，かなり長い議論の末，その意見はcommittee memberにより却下され，原案の通りとなった．

7．JECFAの対応を今後どのように対応するのか

今回，JECFAでの評価過程を報告することにより，国際基準がどのようにして決まっているかを理解していただきたい．予防原則という考えもあり，より安全性を高めるために基準が徐々に厳しくなっていく傾向があるが，ますます関係者はこの流れをしっかり把握していく必要があると考えている．

その背景には，食の安全を守るためにALARAの原則，"As low as reasonably achievable"の原則に従い，good agricultural practice（GAP）およびgood manufacturing practice（GMP）により，汚染物質は出来る限り低く定めるように，生産国に要求する方向性がますます強まっている．しかし，世界各国間の食文化の差は大きく，米や醤油などで規制を厳しくしても委員自身が所属している食文化圏には何ら影響がなければ，基準値を厳しくすることには反対をしない．もし，このJECFAで基準値が定まれば，その結果を基にそれぞれのコーデックス規格が定められる．関係のある国には大きな農業問題や通商問題となる可能性がある．

　JECFAは，リスク・アセスメントの専門家の科学者の，科学的知見と論理の戦いであるが，国を代表して選ばれて参加しているわけではなく，研究者個人として参加して議論に参加することを要求されている．しかし，常に出身の国および文化圏に，特に食文化に基づく価値観が大きく影響することは否定できない．そのような複雑な要因が絡み合った科学的ディベートの戦いである．このような会議に日本から定期的に複数の専門家を派遣できるようにJECFAやCODEXに評価に資する文書，資料，測定結果などを提出することも，国際的な貢献となり，重要な仕事を担うことになる．しかし，我々の参加はこれまで本当にサポートのない個人であり，JECFAの場での個人プレーであり，準備不足は大変大きかった．米国では，最初のドラフト作成を担当することも多く，1物質について2～3名のポストドクも使って3カ月前から準備を進める．日本がこれまで最も貢献したカドミウムに関しては，農林水産省の膨大な米中カドミウム濃度スクリーニング結果が大きな威力を発揮した．今後は，しっかりとした学術的対応を行い，食の安全および食糧問題で日本にとって大変不利になるようなことがないように注視しておく必要がある．さらに，日本政府はJECFAおよびCODEXへの準備を怠らないようにしなければならないと考える．

8．日本人のメンタリティの問題

　ニュース風番組を担当している民放のパーソナリティがメンタリティに訴えて，視聴者を扇動するような番組がある．オオカミが来たと騒ぐオオカミ少年と私は見なしている．私自身も環境ホルモンの問題を一般の方々に知っ

ていただくためにいろいろマスコミと共に活動してきた経験がある．それは，世論作りには大変効果的で津波的な大きさのうねりとなった．私もオオカミ少年の一人と思われていた時期もある．環境ホルモンに関しての一般の興味は薄れ，BSE問題に興味は移り，今は中国産冷凍餃子の農薬混入問題である．このような話題にいつも一般の国民は右往左往しているがしばらくすると，その騒ぎがなかったように普通に戻る．しかし，それに関わって出来た規制や法律は生きており，汚染物質や病原物質などのスクリーニングは延々と行われている．これにより，食品の安全性確保のためのコストは段々と高くなっていく構造ができあがり，ひいてはそれが食品の価格として転嫁される．

　食の安全・安心は最重要事項であるが，全く汚染されていないエデンの園は地球上には存在せず，最も感受性の高い生物に（必ずしもいつも人間の感受性が高くないので）毒性がないと判断できるレベルの汚染物質は容認するとする現実的な考え方，トキシコロジーの原則を一般の方々にも説明していくリスクコミニュケーションが大切である．今後も，食品の安全を守るために，とくに胎児，乳幼児など感受性の高い集団での環境汚染物質の健康影響を調べていき，国際的な評価に資するような調査を行っていくことが私の望みである．

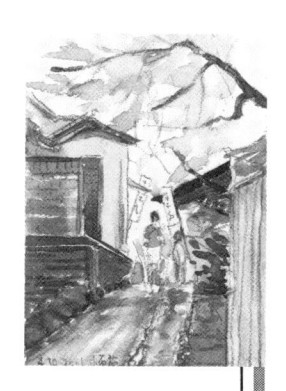

第7章
臨床環境医学から見た重金属問題

坂部　貢
北里大学教授

はじめに

　重金属よる健康障害は，臨床環境医学（Clinical Ecology）の領域においても重要な問題である．米国においても，Toxic Metal Syndrome（有害金属症候群）[1] あるいは Chemical Brain Injury（化学物質による脳傷害）[2] として，American Academy of Environmental Medicine（米国環境医学会）の重点研究分野に位置している．母体を介した胎児曝露，生後の中枢神経系，とくに脳の発達期における曝露と自閉症や注意欠陥多動性障害（ADHD），学習障害（LD）などとの関連性についてはトピックスであり，2006年には Grandjean ら[3] が発達途上にある脳にダメージを及ぼす可能性のある物質として202種類をリストアップしている．さらに慢性中毒による悪性腫瘍の発生など，有害重金属曝露による健康影響リスクは，胎児から成人に至るまで計り知れないものがある．本稿では，「臨床環境医学から見た重金属問題」と題して，ヒ素曝露による健康影響を中心として臨床環境医学的立場から問題を提起した

い.

1. ヒ 素

　厳密にはメタロイド（類金属）に属すヒ素は，その性質から広く分布し，多くの金属あるいはその塩に不純物として含まれている．後述のごとく，農薬や工業製品などに広く用途があるために，食品衛生上もきわめて重要である．自然界では，主として三酸化ヒ素（亜ヒ酸：As_2O_3, $HAsO_2$）および五酸化ヒ素（ヒ素：$As_2O_5$5, H_3AsO_4）として存在する．また環境中では微生物によってメチル化が生じ，メチルアルソン酸（methylarsonic acid）やジメチルアルシン酸（dimethylarsinic acid）として存在することが知られている．

　日本人のヒ素の1日摂取量は，約50〜350μg（平均約200μg）で，無機ヒ素はあらゆる食品に存在すると考えてよい．魚介類や海藻類にも比較的高い濃度のヒ素が含まれているが，これらの大部分は，ジメチルアルシン酸，トリメチルアルシン，アルセノベタイン，アルセノシュガーなどの有機ヒ素である．ヒ素は，皮膚，骨，肝臓，腎臓，肺などに分布するが，とくに毛髪と爪に蓄積される．よってヒ素曝露の客観的モニタリングとして毛髪中のヒ素濃度分析がしばしば用いられる．吸収されたヒ素は段階的にメチル化されてメチルアルソン酸からジメチルアルシン酸へ，さらにはトリメチルアルシンオキシドに変換されて，その多くが腎臓から排泄される．これらの有機ヒ素の毒性は三酸化ヒ素の約1/300であり，無毒のヒ素といって差し支えない．また，魚介類に含有するアルセノベタインはヒト体内では生成しない．

2. ヒ素中毒の背景

　本邦を含めた先進諸国においては，日常生活環境および労働環境が改善され，ヒ素に曝露する機会は減少し，問題となる健康障害の程度も過去に比して小さくなっている．しかしながら，世界的にみれば微量のヒ素に曝露する機会は依然として存在し，慢性中毒では皮膚障害，末梢神経障害，精神障害，造血器障害などが問題となり，加えて，皮膚および内臓悪性腫瘍（肺癌，肝血管肉腫，膀胱癌など）の発生が知られている．詳細は後述するが無機ヒ素の井

戸水汚染からの慢性ヒ素中毒は有名で，アジア地域では中国をはじめ，インド・バングラデシュ，タイなどで発生が見られ，メキシコ，チリ，アルゼンチンなどの中南米地域においても発生を見ている．

3．ヒトとヒ素の長い関わり

ヒトとヒ素との関わりの歴史は長く，古代ギリシャの古くから治療薬として用いられた記録がある．不老長寿の秘薬として重宝され，現在でも「雄黄」は，抗炎症剤，解毒剤として中国の漢方薬店で売られている．近代西洋医学では，19世紀～20世紀初めに，尋常性乾癬，梅毒，リウマチ，悪性腫瘍などに効果のある万能薬「Fowler's Solution」として用いられてきた．また，1910年には，梅毒の化学療法剤として秦　佐八郎，Ehrlichによって芳香族有機ヒ素・アルスフェナミン（商品名：サルバルサン：salvarsan）が開発されている．さらに歯科領域では，亜ヒ酸パスタ（ネオアルゼンブラック）が歯髄失活剤として，最近では，2004年に亜ヒ酸0.1％溶液が，白血病治療薬として厚生労働省から承認を受けている．適用は，再発又は難治性の急性前骨髄性白血病である．

治療薬以外の薬品としては，住宅土台の防腐剤としてのCCA（クロム＋銅

亜ヒ酸
arsinic acid

ヒ酸
arsenic acid

メチルアルソン酸
methylarsonic acid

ジメチルアルシン酸
dimethylarsinic acid

トリメチルアルシンオキシド
trimethylarsine oxide

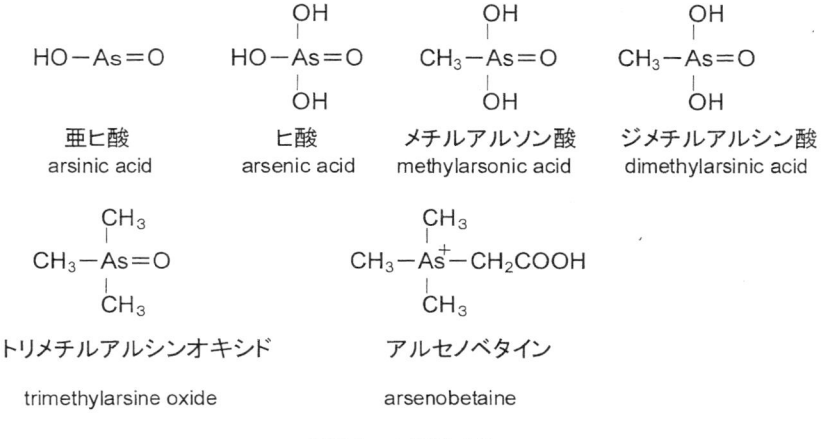

アルセノベタイン
arsenobetaine

図 7.1　ヒ素化合物

＋ヒ素）が用いられ，住宅金融公庫融資の条件として土台木に処理が義務付けられている．また防蟻剤としての亜ヒ酸は，分類上農薬として1998年まで用いられてきた．また雄黄鉱そのものである硫化ヒ素は，爆竹の添加剤として使用されてきている．

われわれの生活用品の中でもヒ素は身近な存在である．化合物半導体の原料として（P型），またガラスの透明度を上げるために，板ガラスの添加物としても用いられている．飲食物としては，ホンダワラ科のヒジキに高濃度（10〜100 μg/g）の無機ヒ素（5価）が含まれている．わかめ，昆布，海苔にも含まれているが，無機ヒ素は少なく，前述のごとくアルセノシュガーと呼ばれるジメチルヒ素化合物である．魚介類では有機ヒ素が多く，トリメチルヒ素化合物（TMA），アルセノベタインなどでヒトに対する生体毒性は低い．飲用温泉水では，無機ヒ素が0.01〜1 mg/Lを超えるものがあり注意を要する．

4．ヒ素中毒が生じる場面

3価の無機ヒ素は，SH基を有する酵素やタンパク質と結合することによってその機能を阻害し，強い毒性を発揮するが，5価の無機ヒ素の毒性は3価と比してかなり低い．急性中毒例では，1998年に和歌山市で発生した「ヒ素混入カレー事件」があまりにも有名である．この中毒事件で最も高頻度に発生した急性期症状は，嘔気，嘔吐，腹痛，下痢などの消化器症状で，その他低血圧，頭痛・脱力感などの神経症状，皮膚粘膜症状として紅疹，結膜炎，顔面浮腫などが認められた．

カレー事件のような特殊な例は別として日常生活・労働現場におけるヒ素中毒が生じる場面にはどのようなケースがあるだろうか？食品汚染によるものでは，乳質安定剤に事故的に混入した「森永ドライミルク事件」が深刻である．1955年，岡山県を中心に発生した調整粉乳による乳児の中毒は，乳質安定剤として第二リン酸ナトリウムを用いるところ，誤ってリン酸三ナトリウムに約8％のヒ素が混入したために起こった．この粉乳中にはAs_2O_3換算で21〜35 ppmのヒ素が含まれていたとされ，約12,000名の乳児が亜急性ヒ素中毒となり，内130名余りが死亡，その後も中枢神経障害の後遺症が認められ

ている例も多数存在した．この事件は，1960年のわが国における食品添加物公定書を定める契機になった．

諸外国では，イギリス・ビール事件，ドイツ・ワイン事件などが有名である．

空気汚染によるものでは，土呂久鉱山周辺，笹ヶ谷鉱山周辺での発生，外国では中国貴州の石炭燃料による空気汚染が知られている．

また，職業性ヒ素中毒では，精錬所におけるヒューム，ガラス工業・半導体産業における粉塵が重要である．

環境性（天然）慢性ヒ素中毒（表7.1）では，先述のごとく，中国[4]，インド・バングラデシュ，タイ，メキシコ，チリ，アルゼンチンなどにおける飲料水汚染が重要である．これらは，不足する還流用水を深井戸の地下水に依存したために生じたものと考えられ，インド・バングラデシュ国境付近では，2,000万人が被害を受けていると言われている．

人為的な環境性曝露では，茨城県神栖町（現神栖市）で，ジフェニルアルシン酸を主成分とする有機ヒ素中毒が2003年に発生しているのが記憶に新しい．

表7.1　慢性ヒ素中毒症状

- ■ 皮膚症状
  - ・色素異常
  - ・角化症
- ■ 末梢神経障害
- ■ 末梢循環障害
- ■ 精神神経症状
- ■ 造血器障害
- ■ 悪性腫瘍
  - ・皮膚癌
  - ・肺癌
  - ・肝血管肉腫
  - ・膀胱癌　など

5．ヒ素中毒の発症機序

ヒ素の慢性影響は，慢性ヒ素曝露によるヒトの事例や疫学調査によって知

表7.2　ヒ素の毒性発現機序

- ■ SH基への結合
  - ・無機ヒ素 iAs（3価）がタンパク質のチオールに結合
- ■ リン（P）との置換
  - ・無機ヒ素 iAs（5価）が酵素の触媒作用を阻害
- ■ 活性酸素種（reactive oxygen species, ROS）
  - ・フリーラジカルの発生
  - ・酸化ストレス･･･DNA損傷　→　発癌につながる

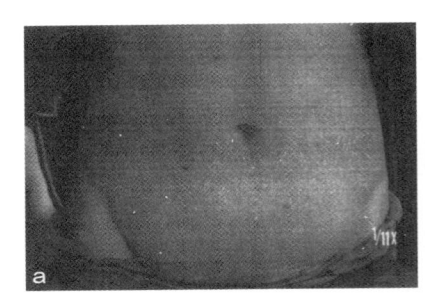

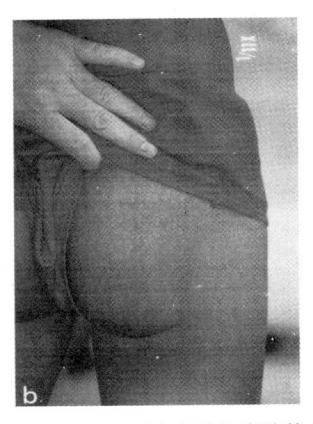

図7.2 中国の内モンゴルの慢性ヒ素中毒患者に見られたびまん性色素沈着と色素脱失斑
　　　a：腰部の擦過部は好発部位　b：大腿部にまで及ぶ重症例
　　　提供：旭川医科大学医学部　吉田貴彦教授
　　　　　　北里大学医療衛生学部　山内　博教授

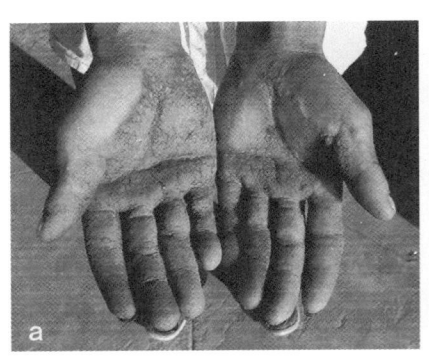

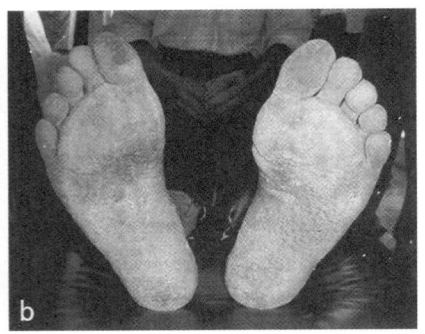

図7.3 中国の内モンゴルの慢性ヒ素中毒患者に見られた手掌・足底皮膚角化症の重症例
　　　a：手掌部　b：足底部
　　　提供：旭川医科大学医学部　吉田貴彦教授
　　　　　　北里大学医療衛生学部　山内　博教授

られてきたが，その発症機序の解明は不明な点が多かった．曝露された無機ヒ素が体内でメチル化，酸化還元を受け，めまぐるしく化学形態が変化することや，動物種によって代謝の相違が大きいことなどから，ヒ素研究に適した実験動物系の確立が困難なこと，さらには，*in vitro*実験系が生体での影響を十分反映しない点などが指摘されている．

ヒトでは，急性毒性作用の強い無機ヒ素をメチル化することにより毒性を軽減し，尿から排泄することにより健康障害を回避していると考えられてきたが，ヒ素による発癌にはメチル化ヒ素の関与が大きいことが知られるようになった．また，発癌だけではなく，慢性無機ヒ素曝露による良性皮膚症状の発現に対してもメチル化ヒ素の関与を疑わせるデーターが提示されている．さらに，曝露経路により症状発現部位が異なることも大変重要である．経気道吸収が主となる職業性曝露では肺癌との関係が深いが，経消化管吸収が主となる場合，肺癌は少ない．

ヒ素の生体反応はきわめて複雑で，その全容解明には相当な時間を要すると考えられる．しかしながら，世界的な慢性ヒ素曝露中毒や生活環境中での

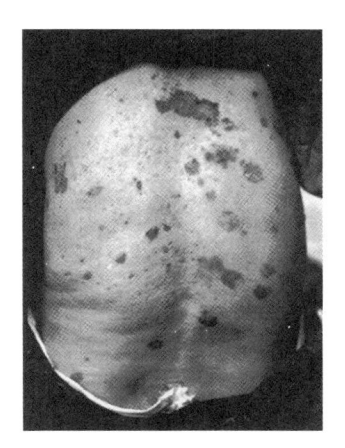

図7.4　中国の内モンゴルの慢性ヒ素中毒患者に見られた多発
　　　ボーエン病と皮膚癌の混在
　　　　提供：旭川医科大学医学部　吉田貴彦教授
　　　　　　　北里大学医療衛生学部　山内　博教授

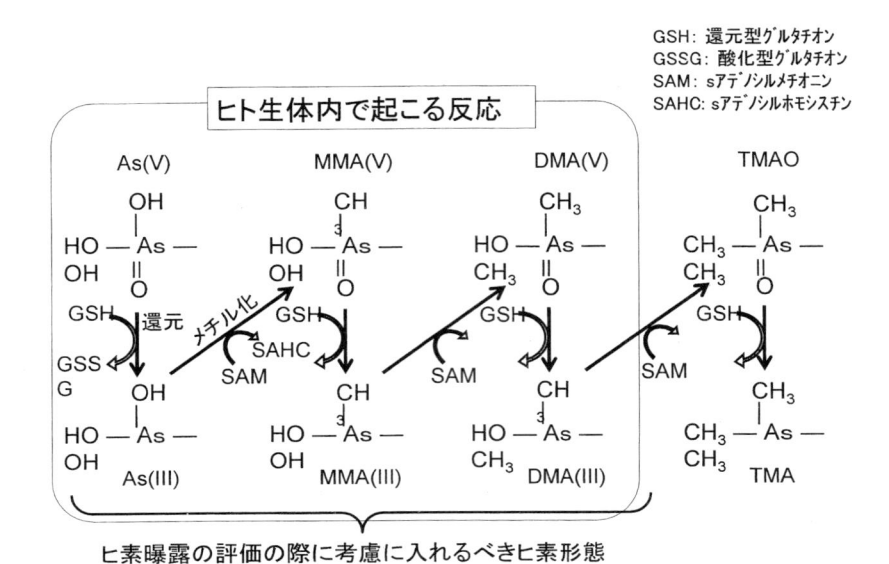

図7.5 ヒ素の代謝
提供：旭川医科大学医学部　吉田貴彦教授（一部改変）

微量ヒ素汚染が広がっている状況はリアルタイムで進行中であり，時間的猶予のない健康問題であることを認識する必要がある．

参考文献

1) H. R. Casdorph and M. Walker : Toxic Metal Syndrome, Avery Publishing Group (1995)
2) K.H. Kilburn : Chemical Brain Injury, Van Nostrand Reinhold (1997)
3) P. Grandjean and P.J. Landrigan : Developmental neurotoxicity of industrial chemicals, Lancet, 368, 2167-2178 (2006)
4) 山内　博，吉田貴彦，相川浩幸，網中雅仁，仁藤裕子，吉田勝美：慢性砒素中毒患者における砒素代謝に関する研究，臨床環境医学，9 (2), 68-74 (2000)

参考図書

食品の衛生化学・ヒ素:佐藤,中川,川嶋,鍛冶,222-223,衛生化学,南江堂,(2005)

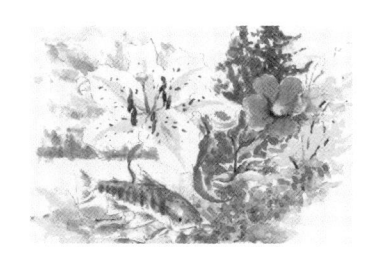

総合討論とアンケート

田中 悦子・古矢 鉄矢・陽 捷行
北里大学

　平成19年10月12日に開催された第4回北里大学農医連携シンポジウムの講演内容は，これまで北里大学学長室通信「情報：農と環境と医療 32, 33, 34, 35号」で紹介してきた．ここでは，講演の概要，総合討論およびアンケート結果を紹介する．

　シンポジウムの開催にあたり，北里大学の柴 忠義学長の挨拶があった．そこで，わが国の近代医学と衛生行政の発展に多大な貢献を果たした北里柴三郎が25歳のときに著した「医道論」の信念が語られた．ここには，病を未然に防ぐ医道の基本が説かれている．今回のシンポジウムにも，揺るがせない基本としてこの信念は生きている（「農と環境と健康に及ぼすカドミウムとヒ素の影響」発刊にあたって）．

　これを受けて，まず「重金属の生物地球化学的循環－カドミウムとヒ素を中心に－」と題して，パラセルサスの格言，文明の進歩にともなう重金属の拡散，カドミウムとヒ素についての生物地球化学から農学および土壌学へのつ

ながり，世界と日本におけるヒ素とカドミウムの被害などが紹介された（第1章）．

その後，農学の立場から「農耕地土壌の重金属汚染リスクとその対策」と題して，わが国の農耕地土壌の重金属汚染，カドミウム汚染の現状と対策，鉛の汚染，ヒ素の汚染，その他の重金属汚染が報告された（第2章）．

さらに，農学の側から「植物によるカドミウムとヒ素の集積と人への摂取」と題して，食物への重金属の集積と人への摂取，植物と人にとっての重金属の栄養性と毒性，食物によるカドミウムの集積，食物によるヒ素の集積，カドミウム・ヒ素の人への摂取が解説された（第3章）．

続いて，行政の立場から「コーデックスの状況とわが国の取り組み」と題して，コーデックス委員会の状況，汚染物質のリスク管理，カドミウムの基準値の検討，わが国のカドミウム，ヒ素などの実態調査，などが紹介された（第4章）．

また，生体の立場から「カドミウム摂取の生体影響評価−耐用摂取量推定の試み−」と題して，カドミウムの生体影響，カドミウム摂取量に関わる課題，カドミウムの生体影響評価における問題点，動物実験研究からヒトへの外挿・耐用摂取量推定の試み，などが解説された（第5章）．

続いて，食品の安全性の立場から「コーデックス基準策定と食の安心・安全にまつわる戦い−カドミウム，クロロプロパノール，ホルムアミドを例として−」と題して，コーデックスの下部会議であるCCFACの会議への出席経験からの見解が具体的に語られた．さらには，わが国の科学的なディベートの戦い方にも言及が及んだ（第6章）．

最後に，医療の立場から「臨床環境医学から見た重金属問題」と題して，臨床環境医学領域における重金属の重要性，重金属による健康障害の背景，ヒトとヒ素の長い関わり，ヒ素中毒が生じる場面，ヒ素中毒の発症機序が解説された（第7章）．

総合討論

　これらの講演が終わった後，香山不二雄氏と陽　捷行を座長におき総合討論が行われた．総合討論の時間は，講演が濃密であったため僅か30分しかなかったが，興味ある質問と意見，講演者の適切な回答に会場は熱気に包まれた．いずれも農医連携の必要性を前提にした貴重な質問と意見であった．質問の内容は概ね以下のようであった．

　農の現場での知識の活用化，ゆとりあるリスクコミニュケーションの設定，重金属の基準値と食生活の関連性の明確化，汚染に関わる地下水と水道水の関連，科学的・政治的危険性の評価，ヒ素の毒性の考え方，など．

　これに対して，それぞれ関連する講演者に回答をいただいた．なお，質疑応答の内容のすべては，北里大学ホームページの「農医連携」の「第4回北里大学農医連携シンポジウム」でオンデマンドで観ることができる．

　　　http://www.kitasato-u.ac.jp/daigaku/noui/index.html

アンケート結果

　総合討論を終えた後，参加者のうち73名の方からアンケートをいただいた．アンケートの内容は，1) シンポジウム開催の情報源，2) 参加目的，3) 講演内容の評価，4) 興味ある演題，5) 職業，6) 性別，7) 年齢，8) 参加者の都道府県名，9) 全体の感想や運営への気づき，10) 農と環境と医療の連携についての考え，であった．

　以下，1) から8) に沿ってその内容の概略に触れる．1) 65％強が案内・ポスター・ホームページによる，2) 96％強が農医連携とプログラム内容，3) 94％が満足・ほぼ満足，4) 興味ある演題は10％から20％で分散，5) 行政：21％，教育研究：36％，企業10％，6) 男性80％，女性12％，7) 20代：15％，30代：22％，40代：23％，50代：22％，60代：10％，70代：0％，80代：3％，8) 東京：26％，神奈川：18％，茨城：9％，秋田：7％，長野：7.0％，千葉：5％，埼玉：5％．

　なお，アンケートの9) および10) については，生の意見を感じていただく

ためにアンケートを直接紹介する．なお，原文の漢字は一部修正した．また，類似した内容は重複を避けた．

9）全体の感想や運営への気づき

- 作物栽培において Cd リスク試験を行っているので参考になった．今回のシンポジウムの知見はとりまとめて会議のディベートに役立つと思った．〔40代・男〕
- 香山先生の話は非常に分かりやすかった．医学と農学を繋げる形が良い．第3回までのレジュメなども教えていただきたい．〔50代・男〕
- 様々な角度から見たカドミウム・ヒ素に関する研究の講演を拝聴することができ，とても有意義であった．〔40代・男〕
- 学際的な見方や研究の必要性を感じることができ，大変有意義でした．〔50代・男〕
- 少しプログラムの演題数が多すぎるような気がします．〔40代・男〕
- どの講演も初めての人にとっても分かりやすく，それでいて専門的な話も含んでいたのでとても有意義な時間でした．5時間があっという間でした．学生の方や若い方がもっと来られるような案内があったら良かったと思いました．〔20代・男〕
- 環境分野について，農業面での話題のみであった．他産業での状況もあると良かった．〔40代・男〕
- 専門的すぎて難しかった．農業者としては現場で役立つ発表が欲しかった．例えば有機物の堆肥化は重金属の濃縮過程にある．また，道路などの排気ガスによる重金属の影響を知りたかった．土壌と重金属と作物生産の現場報告など．〔50代・男〕
- 異分野のシンポジウムであり，大変参考になった．〔50代・男〕
- いずれも興味のある講演であったが，時間的に厳しく，内容が足りない部分もあった．演者の中には端折ったと言われていた方もいました．〔40代・男〕
- 行政の取り組み紹介が30分では短かったと思う．〔50代・男〕

- とても勉強になりました．〔40代・男〕
- プログラムが多く，説明の時間が少ない．〔40代・男〕
- 医学に関係したカタカナ，英文，専門用語が多く，理解できない部分が多かった．〔30代・男〕
- 普段聞く機会がない医学分野の話が聞けてよかった．初めての参加でしたが，機会があれば今後もぜひ参加したい．〔30代・男〕
- 専門的な知識を分かりやすく説明していただいて時間が足りないくらいでした．どの講演もおもしろかった．〔30代・女〕
- 内容が多岐にわたり，大変勉強になりました．総合討論の時間が短いと思いました．〔30代・男〕
- 様々な視点からCd, Asについて見ることができて良かったです．〔20代・女〕
- "シンポジウム"というものに初めて参加させていただきました．最近，重金属特にCdにいて勉強を始めたばかりなので，高度なレベルの話については理解できない部分もありましたけれど，最近の現状について多くの話を聞いたことが非常に興味深かったです．今後も機会があればぜひ参加して，質問・討論にも積極的に参加していきたいと感じました．とても意識を高められる時間を過ごせました．〔20代・女〕
- 大変有意義な話を聞けた．特に香山先生のコーデックスの裏側の話はおもしろかった．〔40代・男〕
- 北里大学らしいシンポジウムで非常に範囲が広く参考になりました．〔80代・男〕
- 本シンポジウムは専門的な内容のものであり，基礎知識がない方のために当日のシンポジウムの内容に照らして必要な基礎知識等を補足するような講演を冒頭に設けてはどうか．〔30代・男〕
- 可能であれば演者が使用したPPT資料をHP上で拝見できないか．ダウンロード不可でもいいので検討いただきたい．〔30代・男〕
- 最近の関連知見をまとめて聞くことができた．ただ，各々，少々時間不足の感じがした．各講師がリスクというものをどう考えておられるのか通し

て伺えると面白かった．〔60代・男〕
- 有害化学物質のリスクマネジメントの現状についてよく理解できたが，今回のシンポジウムを理解できる一般市民はどれだけいるのか疑問に思う．一般向けのシンポジウムも必要ではなかろうか．日本のリスクマネジメントの一番の問題は一般市民の多くが理解していないことではないだろうか．〔30代・男〕
- 非常にみすごされがちな重要なポイントに焦点をあてられ，かつ第一線の先生方の知見であり，大変面白かったです．海藻に興味があり，取扱うものとしてこのテーマは非常に興味深いものでした．〔30代・男〕
- 総合討論という時間をとっておられることは大変有意義なことと考える．〔50代・男〕
- 演者によって持ち時間が違っているようでしたが，実際に聞きたい話が短かく，そうでないものが長くその点不満が残りました．〔60代〕
- 演者のバランスが良い．もう少し時間的余裕があればと思いました．〔50代・男〕
- 水田の水管理について紹介されましたが，環境という意味でメタンの発生も考える必要があります．先ずは健康問題が優先ということで理解すべきなのでしょうか．〔30代・女〕
- 「リスクコミュニケーション」の中で，生産者，消費者への情報公開は必要だと思います．但し，国の方針があまり明確ではないまま公開したら混乱が生じるように思いました．海外でもよいのでリスクコミュニケーションが成功している事例を教えていただきたい．〔30代・女〕
- 様々な観点から重金属汚染問題に関する話が聞けてとても興味深いものでした．今後の研究に役立てていきたいと考えています．農医連携シンポジウムに初めて参加しましたが，このような取り組みは今後もさらに進め，より連携を深めていくべきであると感じました．私自身も一方向だけでなく農医と幅広い視野で研究を進めていけたらいいなと再認識しました．〔20代・女〕
- 農業分野から見た重金属についてもっと詳しい知見を聞いてみたかった．

時間の都合もあるが，もう少し深い話を希望したい．しかし，農と医の連携については非常に面白いと思う．〔20代・男〕
- いろいろな分野の話が聴けて，非常に勉強になりました．分かりやすく噛み砕いてお話くださったので興味深く拝聴させていただきました．〔記載なし〕
- 金曜午後からのシンポジウムでは，遠方からの出席は大変と思う．朝から，或いは生産部門と医学部門を分けて余裕を持った日程で行って欲しい．〔40代・男〕
- 研究や国際的な基準づくりのプロセスについて多くの情報が得られ，有意義でした．〔40代・男〕
- 疫学調査の実際など，普段聞く機会のない分野の話が聞け，大変参考になりました．〔記載なし〕

10）農と環境と医療の連携についての考え

- 「食品⇔人体」の関係が述べられて貴重である．〔40代・男〕
- これ自体は非常に有意義なシンポジウムである．「医食同源」であれば，農薬についても同じパターンで行ってほしい．〔50代・男〕
- お互いが連携することにより，実用的な成果を得ることに繋げることができるという印象を持った．〔40代・男〕
- 医と農の連携は今後も重要だと考えます．機会があれば，演者に農業者や一般消費者も加えたシンポジウムも期待したいと思います．〔50代・男〕
- 脳科学者と情報学者が共同で研究するような時代なので，農と環境と医療の連携は自然な流れなのかと思います．修士論文のテーマでカドミウムを扱っているのでとても充実したお話を聞けてよかったと思っています．ありがとうございました．〔20代・女〕
- 医療は発展し，人はそれに縋っていく一方で，農業は衰退し，人の興味が薄れていく傾向がある世の中だと思います．このアンバランスを見直す機会となることを期待します．本日のシンポジウムは非常にバランスがよいと感じました．〔20代・男〕

- 非常に素晴らしい試みです．頑張ってください．〔40代・男〕
- 農業分野の発表が不足している．有機農業推進法が成立したことを今後のシンポジウムに活かして欲しい．土壌と作物生産そして食生活と健康長寿など農医連携が「有機農業促進法」に何かできるのかを検討して欲しい．〔50代・男〕
- 私自身も農，環境，医の連携を，食を中心として考えた研究を行っているが，成果をいかに一般の人にアピールしていくか，正しく理解してもらうことが大事と考える．リスクコミュニケーションの部分をこのシンポジウム実行者はどう考えているか．〔40代・男〕
- 今後とも進めるべき連携であると思います．〔50代・男〕
- もう少し分かりやすい説明で今後もやってほしい．温暖化や農薬なども．〔30代・男〕
- 重要なテーマと思います．これからもお願いします．〔50代・男〕
- 今後も是非続けていただきたい．〔30代・女，男〕
- とてもよいことだと思います．一つのことでも様々な視点から見るべきだと思う．〔20代・女〕
- 今回初めて「農と環境と医療」の連携を知りました．それぞれ縦の研究はかなり進んでいると思います．先生方もおっしゃっていたとおり，今後は横のつながりを強めるという観点で非常に必要なものだと思います．〔20代・女〕
- 食糧自給率が低下している中で，国民，消費者の食に対する考えを何か改善できる取り組みをやってほしい．
- 微生物利用（土壌），特に発酵分解と重金属の無言化に関連するものがあるように思う（過去の経験を含めて）．ヒ素の有害性について多くのことを今回知った．〔80代・男〕
- 医食同源，農業生態系など農業はもともと環境や医療に関係が深い．研究が細分化され続ける昨今では，本来あった農業のあり方を考える上でこのような連携は重要だと思う．〔30代・男〕
- 食品（作物）中のNO_3濃度の人体影響について取り上げていただきたい．

〔60代・男〕
- 今後も真の意味での健康・安全などを研究，発表されることを望みます．〔30代・男〕
- 北里大学の特色を出す取り組みとして貴重なものと考える．継続して開催されており，Bulletin も毎月発行されていることに敬意を表したい．〔50代・男〕
- 土，食，人．基となる土が問題．問題点は公開すべしと思う．リスク評価も同じ．〔50代・男〕
- ネガティブな農医連携の話が多いですが，ポジティブな影響についての話題も取り上げて欲しいです．〔60代・男〕
- 環境，食品などの切り口からもテーマを取り上げて頂きたい．今後の展開を期待しております．〔50代・男〕
- とても良い取り組みだと思います．どの分野も一分野だけで考えるのではなく，様々な分野を連携し，意見交換することで幅広い視野を持つことは重要なことだと考えます．今後，この連携がさらに深まっていくのならば現場の農家，消費者向けなどのシンポジウムが開催されたらいいのではないかと思った．〔20代・女〕
- 一つのテーマに関して，農からのアプローチ，医からのアプローチなどを実例について聞いてみたい．米山先生の最後の総括のような実験・研究が進展していくことを望んでいます．〔20代・男〕
- 「農と環境と医療」の連携を考えるとき，最も重要で基本となる「水」．21世紀中にわが国だけを考えても，現在（2007年10月）の「水道水」のような良質な水を，生活用水，産業用水，農業用水として活用することは，非常に無理な状況だと考える．大気汚染，生活排水汚染などから，現在の規定以上の「塩素投与」が必要となり，それによる水質の低下が考えられる．この汚染，循環の基本的な要因を研究し，あらためることが重要な課題と考える．〔60代・男〕
- 演者に環境問題の担当者が入っていれば別の切り口の話もあったのか．農-環-医の連携は今後の取り組みとして良いのでは．今回のシンポジウムの

開催について，一般の方への PR をもっと行ってはいかがか．
- 農，特に稲作は今後ますます採算が合わず，消滅の可能性が高い．いくら「農と環境と医療」と銘打っても，肝心の「農」は消滅し，日本の地方は引きずられて消滅する．完全に机上の，現場を無視した当シンポジウムは形骸化していると思う．「身土不二」は言えないほど，現在でも「農」や「食」は外国に頼っているだけではないか．〔40代・男〕

著者略歴

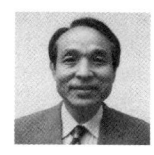

小野信一（おのしんいち）
1974年九州大学農学部大学院修士課程修了．74年農林省東北農業試験場研究員，78年農林水産省九州農業試験場主任研究官．91年農学博士（九州大学）．91年農林水産省四国農業試験場研究室長，95年同省農業研究センター研究チーム長．03年（独）農業環境技術研究所研究グループ長，06年同土壌環境研究領域長．「土と人のきずな（新風舎）」，「養液土耕栽培の理論と実際（誠文堂新光社）（編著）」，「環境保全型農業大事典（農文協）（共著）」，「環境化学（丸善）（共著）」など．

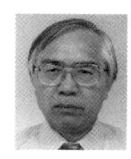

米山忠克（よねやまただかつ）
1972年東京大学農学系大学院修士課程農芸化学専攻修了．74年 International Rice Research Institute 客員研究員．76年東京大学農学系大学院博士課程農芸化学専攻修了（農学博士）．77年国立公害研究所生物環境部．80年農業技術研究所化学部．83年農業生物資源研究所機能開発部．86年農業研究センター土壌肥料部栄養診断研究室長．92年筑波大学応用生物化学系教授（併任）．00年東京大学大学院農学生命科学研究科教授．「植物栄養学（文永堂）（共著）」など．

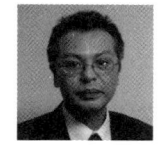

瀬川雅裕（せがわまさひろ）
1986年筑波大学大学院環境科学研究科修士課程修了．86年農林水産省入省，98年同省食品流通局消費生活課課長補佐．00年環境省水質保全局土壌農薬課課長補佐．03年農林水産省消費・安全局農産安全管理課課長補佐，07年同調査官．

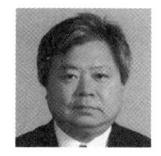

太田久吉（おおたひさよし）
1979年北里大学大学院衛生学研究科修士課程修了．84年岐阜大学大学院医学研究科博士課程単位取得満期退学．84年北里大学衛生学部助手．86年医学博士（岐阜大学）．87年〜89年カナダ国ウエスタン・オンタリオ大学ヘルスサイエンスセンター病理学講座．97年北里大学医療衛生学部助教授・同大学院衛生学研究科助教授，98年同大学院医療系研究科助教授，02年同医療衛生学部教授・同大学院医療系研究科教授．日本産業衛生学会（代議員），日本毒科学会（評議員），日本衛生学会（評議員），日本微量元素学会（評議員）など．「中毒学から生体防御の科学へ（共著）」など．

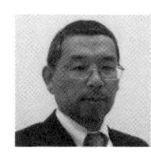

香山不二雄（かやまふじお）
1977年九州大学農学部食糧化学工学科卒業．84年産業医科大学医学部医学科卒業．84年同大学医学部衛生学教室助手．91年医学博士（産業医科大学）．91年米国立保健研究所客員研究員．96年自治医科大学衛生学教室助教授，99年同教授，04年同大学地域医療学センター環境医学部門教授．日本衛生学会（評議員），日本産業衛生学会（代議員），日本免疫毒性学会（理事）など．

著者略歴

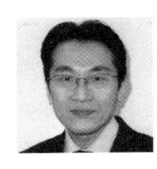

坂部　貢（さかべこう）
1982年東海大学医学部医学科卒業．88年同大学医学部専任講師．88年〜90年米国タフツ大学医学部リサーチフェロー．94年東海大学医学部助教授．00年北里研究所病院臨床環境医学センター部長，04年同センター長．04年北里大学薬学部公衆衛生学講座教授・同大学院薬学研究科教授．日本臨床環境医学会（副理事長），日本免疫毒性学会（理事），日本衛生学会（評議員）．「中毒症のすべて（永井書店）（共著）」，「シックハウス対策の最新動向（NTS出版）（共著）」など．

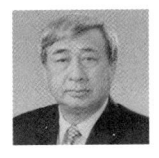

柴　忠義（しば　ただよし）
1966年北里大学衛生学部卒業，66年慶應義塾大学医学部助手，71年三菱化学生命科学研究所主任研究員，75年医学博士取得，86年北里大学衛生学部教授，03年北里学園理事長・北里大学長．

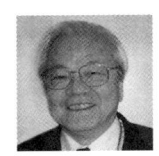

陽　捷行（みなみ　かつゆき）
1971年東北大学大学院農学研究科博士課程修了（農学博士）．71年農林省入省．77〜78年アイオワ州立大学客員教授．00年農林水産省農業環境技術研究所長．01年（独）農業環境技術研究所理事長．05年北里大学教授．06年同副学長．日本土壌肥料学会賞，環境庁長官賞・優秀賞，日本地球環境賞特別賞，日本農学賞・読売農学賞，Yuan Tee Lee国際賞．日本学術会議連携会員．「土壌圏と大気圏（朝倉書店）」，「CH_4 and N_2O（Yokendo）」「地球の悲鳴（清水弘文堂書房）」など．

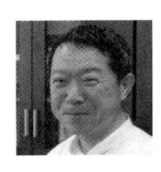

古矢鉄矢（ふるや　てつや）
1974年早稲田大学商学部卒．74年学校法人北里学園入職，04年北里大学学長室長，06年同事務副本部長，挿絵．

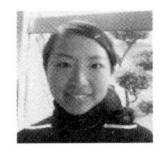

田中悦子（たなか　えつこ）
1994年早稲田大学人間科学部卒．94年学校法人北里学園入職，04年北里大学学長室主任．

JCLS 〈㈱日本著作出版権管理システム委託出版物〉	
2008 北里大学農医連携 学術叢書第4号 農と環境と健康に 及ぼすカドミウム とヒ素の影響 検印省略	2008年 7 月 11 日　第1版発行 著作代表者　　陽　　捷　行
©著作権所有	発　行　者　　株式会社　養 賢 堂 　　　　　　　代 表 者　　及 川　清
定価 3570円 （本体 3400円） 　税　5％	印　刷　者　　株式会社　丸井工文社 　　　　　　　責 任 者　　今井晋太郎
発　行　所	〒113-0033 東京都文京区本郷5丁目30番15号 株式会社 養賢堂　TEL 東京(03)3814-0911　振替00120 　　　　　　　　FAX 東京(03)3812-2615　7-25700 URL http://www.yokendo.com/

ISBN978-4-8425-0440-7　C3061

PRINTED IN JAPAN　　　　　　製本所　株式会社丸井工文社

本書の無断複写は、著作権法上での例外を除き、禁じられています。
本書は、㈱日本著作出版権管理システム(JCLS)への委託出版物です。
本書を複写される場合は、そのつど㈱日本著作出版権管理システム
(電話03-3817-5670、FAX 03-3815-8199)の許諾を得てください。